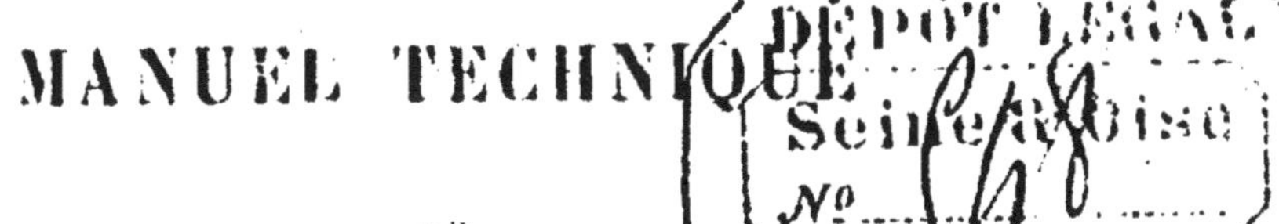

MANUEL TECHNIQUE

DE

MASSAGE

PAR

Le Dr J. BROUSSES

Médecin-major de 2me classe
Répétiteur de Pathologie chirurgicale à l'École du service
de Santé militaire
Lauréat de l'Académie de médecine.

AVEC FIGURES DANS LE TEXTE

PARIS
G. MASSON, ÉDITEUR
LIBRAIRE DE L'ACADÉMIE DE MÉDECINE
120, Boulevard Saint-Germain

1892

MANUEL TECHNIQUE

DE MASSAGE

2606-02. — Corbeil. Imprimerie Crété.

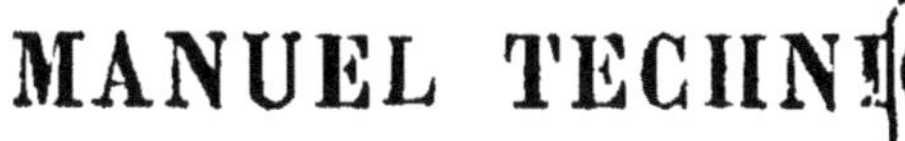

MANUEL TECHNIQUE

DE

MASSAGE

PAR

Le Dr J. BROUSSES

Médecin-major de 2me classe
Répétiteur de Pathologie chirurgicale à l'École du service
de Santé militaire
Lauréat de l'Académie de médecine.

AVEC FIGURES DANS LE TEXTE

PARIS

G. MASSON, ÉDITEUR

LIBRAIRE DE L'ACADÉMIE DE MÉDECINE

120, Boulevard Saint-Germain

PRÉFACE

L'art de masser, quand on ne cherche à l'utiliser que comme un complément utile de thérapeutique, ne saurait être considéré comme tellement difficile que le médecin lui-même doive s'y être spécialisé pour le pouvoir pratiquer avec succès. La plupart des auteurs qui ont écrit sur le massage semblent avoir cherché à en compliquer la technique comme s'ils avaient désiré le rendre inaccessible à d'autres qu'à eux, et n'avoir pas ainsi à partager avec le premier venu un succès, j'allais dire un profit!

Depuis quatre années bientôt que je suis chargé d'un enseignement chirurgical à l'École du service de Santé militaire, je me suis préoccupé d'assurer un enseignement pratique du massage aux infirmiers du service, auxquels j'ai pu ainsi, dès leur instruction terminée, confier en toute sécurité le soin de parachever par la massothérapie la guérison des nombreuses affections chirurgicales qui relèvent de ce mode de traitement.

Il est inadmissible qu'un médecin traitant qui a le souci d'un lourd service s'astreigne à pratiquer lui-même sur ses malades de fatigantes et multipliées séances de massage.

J'ai acquis la conviction que les manipulations du massage pouvaient, sans rien perdre de leur efficacité, être ramenées à une description simple et qui, débarrassée le plus possible de termes scientifiques, serait rendue compréhensible pour *tous*.

Ce Manuel n'est pour la plus grande partie que le groupement de leçons faites sur ce sujet.

Que tous ceux qui ont charge de malades le puissent interpréter pratiquement après l'avoir lu, et notre but sera atteint.

J. BROUSSES.

MANUEL TECHNIQUE

DE MASSAGE

Masser une région du corps, c'est pratiquer sur elle dans un sens thérapeutique une série de manipulations dont le but varie avec la nature de l'affection qu'on se propose de traiter.

1° Dans le cas d'engorgement, d'infiltration, etc., des parties molles, le massage aura pour but de chasser de la trame des tissus le sang, la lymphe, les exsudats qui l'infiltrent, de diffuser ces liquides dans les régions voisines, et de les pousser dans la direction du courant sanguin qui se chargera de les entraîner au loin.

Le rôle du masseur peut être comparé à celui du balayeur de rue. Ce dernier a pour objectif de ramener tous les détritus de la rue vers le ruisseau d'abord, et de les pousser de là vers la bouche d'égout qui doit tout engloutir. Viendra-t-il jamais à l'idée du balayeur de pousser les détritus en sens inverse du courant du ruisseau?

La première règle à suivre sera donc de comprimer

la région pour la débarrasser de tous les sucs qui l'engorgent, et à l'aide de pressions nouvelles de pousser ceux-ci dans la direction du courant sanguin qui les emportera vers le cœur.

Un simple coup d'œil jeté sur le schéma ci-dessous

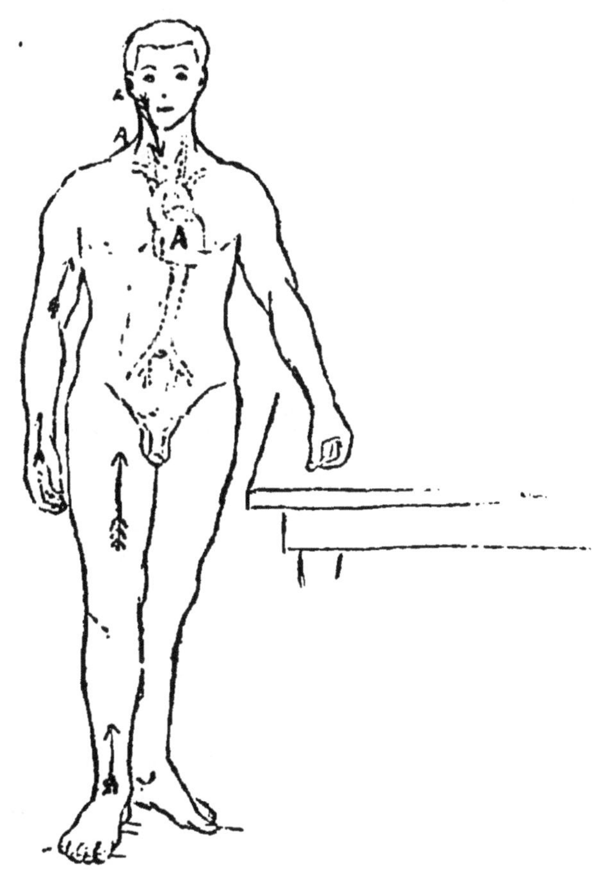

Fig. 1.

indiquera suffisamment dans quel sens doivent être faites les pressions aux différentes régions du corps.

Le cœur est en A et le sens des flèches indique la

direction du courant veineux, direction à laquelle sont subordonnées toutes les manipulations, qui devront ainsi être faites dans le sens des flèches et jamais en sens contraire.

2° Dans certaines maladies des systèmes musculaire et nerveux, on cherchera par le massage à provoquer la production de chaleur ou encore de simples ébranlements moléculaires, destinés à modifier la constitution intime de ces tissus.

3° Le massage appliqué aux articulations aura pour but de rendre à celles-ci leur souplesse et de renforcer les muscles qui les mettent en action.

Les manipulations employées à obtenir la réalisation de ces différents effets sont très diverses et constituent :

LA TECHNIQUE DU MASSAGE

Il existe une technique générale et une technique particulière.

La *technique générale* comprend l'étude de l'ensemble des manipulations, indépendamment de toute adaptation à des cas pathologiques spéciaux.

La *technique particulière* est l'étude par laquelle nous apprendrons à puiser dans la technique générale un certain nombre de manipulations, à les grouper pour en faire le mode de massage appliqué à des cas particuliers.

De là deux parties dans ce manuel : une première traitant de la technique générale, une deuxième de la technique particulière.

PREMIÈRE PARTIE

TECHNIQUE GÉNÉRALE

La séance du massage peut être ramenée à trois temps :

Premier temps ou temps du *massage proprement dit*.

Deuxième temps ou temps des *mouvements passifs*.

Troisième temps ou temps des *mouvements actifs contrariés*.

MASSAGE PROPREMENT DIT.

Dans le premier temps rentre l'application d'une série de manipulations qui sont :

1° L'effleurage.
2° La pression méthodique.
3° Le pétrissage.
4° Le pincement.
5° La percussion.

Et que nous allons successivement étudier.

1° **L'effleurage** consiste en une sorte de friction très légère, un frôlement exercé avec le plat de la main posée sur la région et caressant pour ainsi dire la surface cutanée dans une direction centripète en allant de la périphérie vers le cœur (voy. fig. 1).

L'effleurage a pour effet de réchauffer la région, par suite d'en insensibiliser les plans superficiels, et de permettre ainsi la pratique des pressions qui n'auraient pu d'emblée être faites.

La main du masseur va une série de fois de A en B, lâchant prise quand elle est arrivée au bout de son

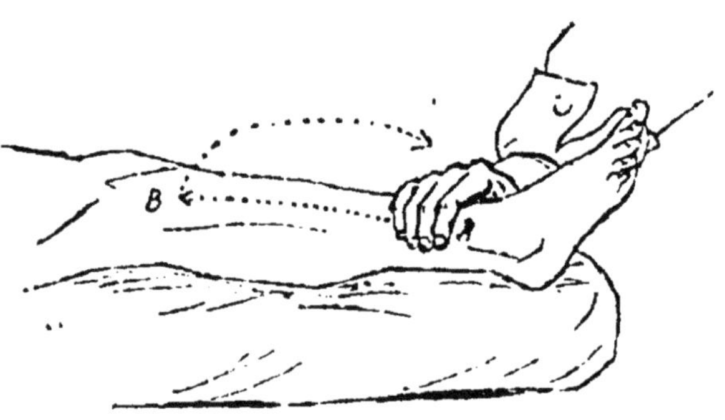

Fig. 2.

excursion pour recommencer le mouvement en A (voy. fig. 2).

2° **La pression méthodique** agit sur les parties profondes des tissus, est dans le premier temps du massage la manipulation la plus essentielle, la plus efficace et celle qui doit être le plus prolongée (de 10 minutes à 1/4 d'heure).

On doit la pratiquer de différentes manières, selon que la région à masser est plus ou moins étalée en surface, ou plus ou moins musclée.

Quand la pression doit être pratiquée sur une

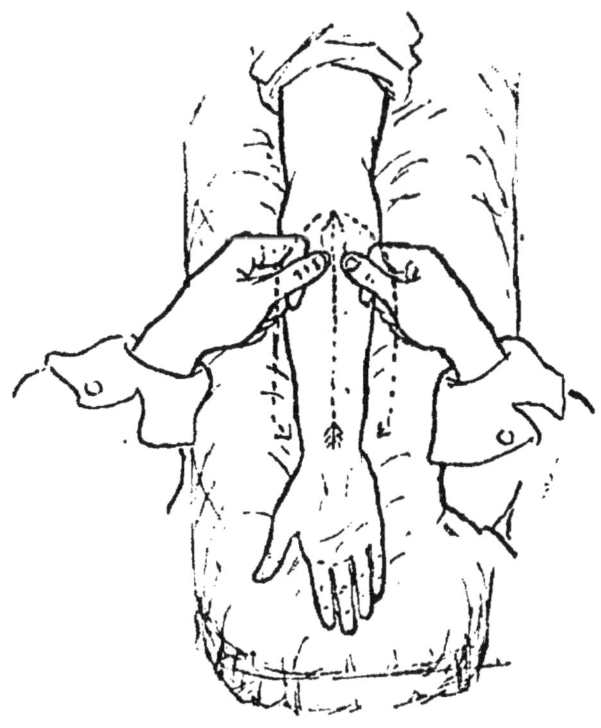

Fig. 3.

région constituée par peu ou pas de masses musculaires et beaucoup de tendons (comme la région du poignet), elle doit être faite :

Avec le plat des pouces (voy. fig. 3), qui tout en comprimant peuvent pénétrer aisément dans les interstices des tendons.

Il en est de même quand il s'agit d'exercer des pressions suivant une ligne donnée (quand on doit suivre le trajet d'un nerf comme dans le massage appliqué aux névralgies, par exemple).

On a recours au *talon de la main* quand on intervient sur une surface large et pourvue d'une couche musculaire épaisse. Exemple : *Face antérieure de la cuisse* (voy. fig. 4), moignon de l'épaule.

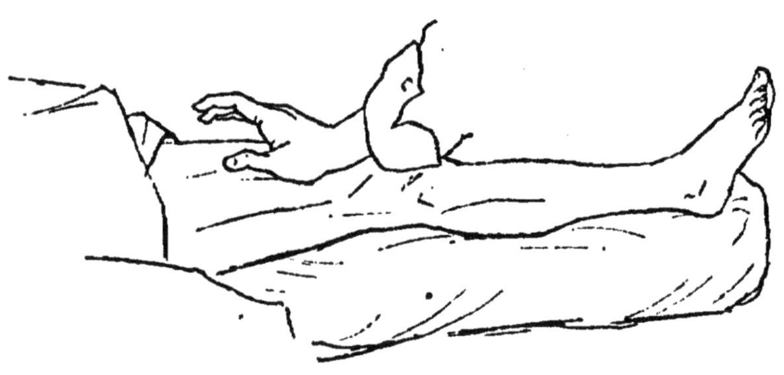

Fig. 4.

Quand la couche musculaire de la région est plus considérable encore (Exemple : *Fesse. Région postérieure de la cuisse*), on masse à

Poing fermé. — Les deux poings peuvent, pour une action plus énergique, unir leurs efforts. Les angles mousses constitués par les phalanges fléchies agissent comme les dents d'un peigne, d'où la dénomination de pression en peigne (voy. fig. 5).

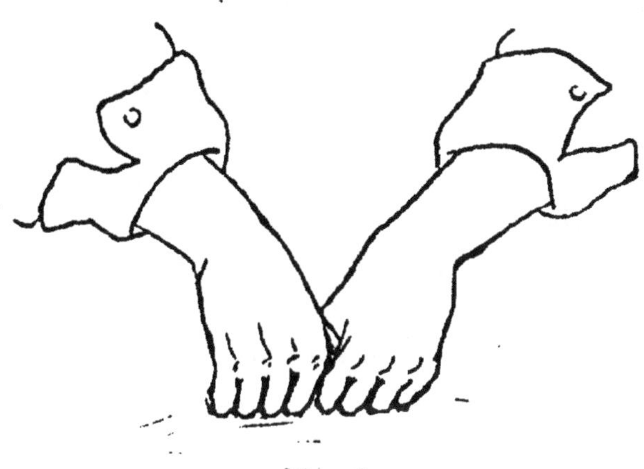

Fig. 5.

Ces deux premières variétés de manipulations (effleurage et pression méthodique) font toujours partie du premier temps du massage, tandis que les manipulations suivantes ne sont utilisées que dans des cas particuliers.

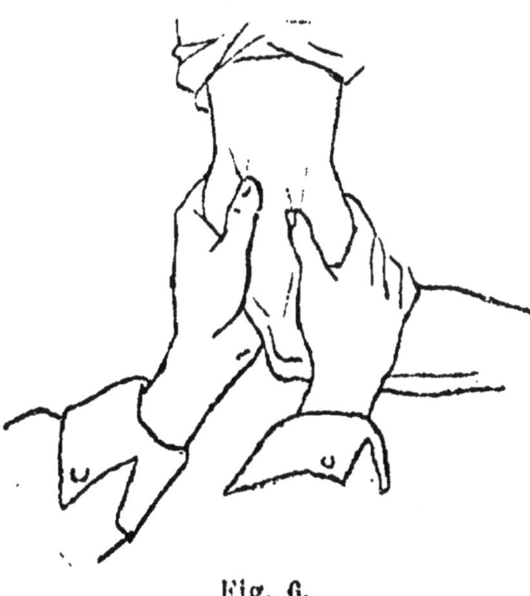

Fig. 6.

3° Le pétrissage est uniquement applicable aux régions pourvues de volumineuses masses musculaires (bras, cuisse, jambe, nuque, etc.).

Il consiste à saisir à pleines mains les masses musculaires, à les comprimer, en agissant comme si on voulait exprimer *une éponge qui s'imbiberait sans cesse* (voy. fig. 6).

Comme dans toutes les autres manipulations, on doit commencer par pétrir les parties les plus périphériques et avancer ainsi dans la direction du cœur.

Lorsque le pétrissage, au lieu d'être fait à pleine main, est pratiqué en saisissant entre le pouce et l'index la partie sur laquelle on veut exercer une sorte d'écrasement, il prend le nom de :

4° Pincement (fig. 7). — Cette manipulation ne trouve qu'assez rarement l'occasion d'être appliquée.

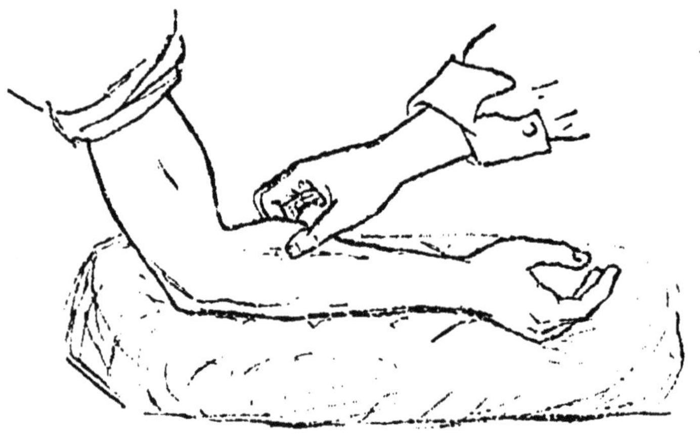

Fig. 7.

Elle nous a paru utile dans le massage des ganglions engorgés chroniquement (voir plus loin, chap. V).

5° La percussion consiste à marteler les tissus à l'aide de la main, à laquelle on imprime les mouvements analogues à celui du marteau frappant sur l'enclume. Si la percussion est légèrement faite, elle prend le nom de :

Tapotement (série de petits coups de plat de mains).

Si on cherche à la rendre plus active on doit recourir aux :

Hachures. — Les hachures se pratiquent avec le tranchant de la main qui frappe les muscles d'un mouvement analogue à celui d'un couteau à l'aide duquel on voudrait hacher de la viande (fig. 8).

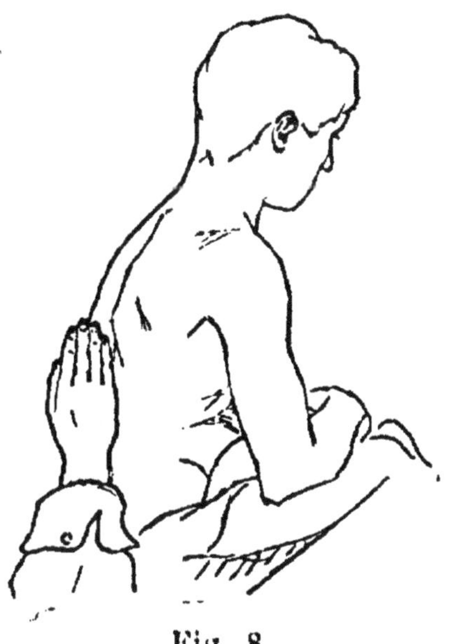

Fig. 8.

Quand l'os n'est recouvert que d'une couche musculaire mince, les hachures doivent être faites avec beaucoup de douceur et de prudence. Vigoureusement appliquées sur de fortes masses musculaires, elles déterminent parfois des ecchymoses (taches de sang) (les masseurs doivent en être prévenus, afin de n'en être pas inquiétés).

Les hachures ne sauraient être utilement pratiquées que sur des muscles *en état de relâchement.*

Les hachures constituant la manipulation la plus

douloureuse, on doit la réserver pour la fin de la séance.

LES MOUVEMENTS PASSIFS.

On appelle mouvements passifs les mouvements que le masseur fait exécuter au malade, celui-ci demeurant complètement inactif.

Tantôt ce sont des muscles qu'il s'agit de mettre en mouvement, tantôt des articulations. Il s'agit d'éviter aux muscles condamnés à l'immobilité par la douleur, l'inflammation, etc., l'atrophie qui surviendrait à la suite d'une inaction prolongée. Appliqués aux articulations, les mouvements passifs ont pour effet de les assouplir, de faire disparaître les épanchements qui les tuméfient, ou les raideurs qui les fixent dans une attitude vicieuse. Les mouvements passifs activent la circulation et favorisent ainsi la nutrition de la région. Ils préparent enfin le troisième temps du massage, qu'ils rendent moins douloureux au malade.

TECHNIQUE.

Appliqués aux *muscles*, les mouvements passifs consistent à donner au tronc ou aux membres des attitudes qui distendent, étirent les masses musculaires sur lesquelles on veut agir (par exemple : dans le torticolis, redresser la tête et la porter vers l'épaule opposée à celle sur laquelle elle se trouvait penchée). La technique varie d'ailleurs avec chaque cas particulier, et sera étudiée au fur et à mesure que nous passerons en revue les différentes affections qui relèvent d'un traitement par le massage.

Appliqués aux *articulations*, ils consistent à imprimer à l'article, et cela avec une force qui variera avec les cas, *tous* les mouvements dont cette articulation jouit à l'état physiologique, c'est-à-dire sur l'homme sain.

La quantité et le nombre de mouvements qu'on peut exiger d'une articulation dépendent de la façon dont elle est construite. Tous les modes d'articulations peuvent être ramenés à deux types :

Il y a des articulations en charnière.
— — en pomme de canne.

Les premières sont celles dans lesquelles les deux segments osseux qui les constituent sont unis entre eux comme par une charnière, et par suite comme le battant d'une porte, par exemple, l'est à son montant. C'est-à-dire que ces articulations n'auront qu'un simple mouvement de va-et-vient, ou pour parler anatomiquement, qu'un mouvement de flexion et d'extension.

Dans cette catégorie se rangent :

Les articulations des phalanges des doigts et des orteils entre eux.
L'articulation du cou-de-pied.
L'articulation du genou.
L'articulation du coude.

Les articulations dites en pomme de canne sont disposées comme la pomme d'une canne dans le creux de la main de celui qui la porte; c'est-à-dire qu'un des segments osseux renflé en boule à son extrémité est reçu dans l'autre segment creusé en cavité. On comprend dès lors que le segment à pomme puisse se mouvoir dans tous les sens.

Aussi bien en avant qu'en arrière.
Aussi bien en dehors qu'en dedans.

Et qu'en exécutant l'un après l'autre tous ces mouvements il décrive le mouvement appelé circumduction, et qui n'est pas autre chose que le mouvement décrit par « les ailes d'un moulin à vent ».

Dans cette catégorie d'articulations, il faut classer :

La hanche.
Le poignet.
L'épaule.
L'ensemble des segments osseux qui unissent le cou à la tête.

Il ne suffit pas au masseur de bien connaître les différents mouvements propres à chaque articulation. Il doit encore savoir jusqu'à quel point maximum il peut porter sans danger ces mêmes mouvements dont chacun a sa limite naturelle. Or, pour connaître celle-ci, le masseur ne saurait trouver de meilleur guide que lui-même. Qu'il veuille donc, pour compléter son enseignement, rapporter à *son* articulation l'étendue des mouvements qu'il s'apprête à produire sur l'articulation du malade qui lui est confié, et qu'il n'exige jamais d'une articulation une étendue de mouvements que la sienne n'aura pu lui fournir.

Le troisième temps de la séance consiste à pratiquer :

LES MOUVEMENTS ACTIFS CONTRARIÉS.

On entend par là une série d'interventions qui ont pour effet de s'opposer par la force à l'accomplissement d'un mouvement normal que le malade fait effort pour imprimer à une de ses articulations ou à un groupe musculaire.

Complétons cette définition par un exemple em-

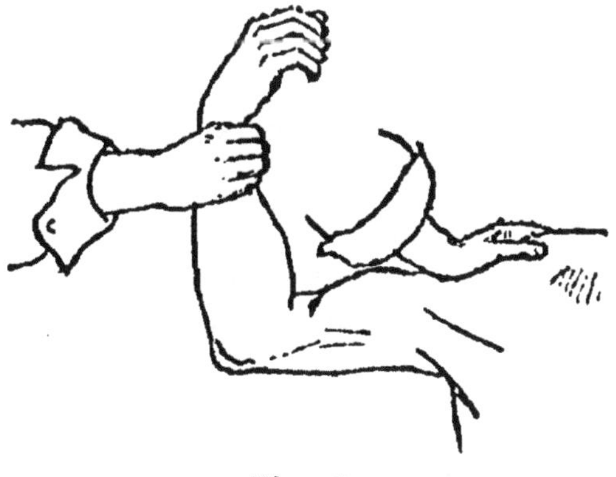

Fig. 9.

prunté à l'articulation du coude. Le malade, comme on le voit à la figure 9, fait effort pour amener son avant-bras en état de flexion sur le bras (c'est le mouvement actif), tandis que le masseur, saisissant le poignet du malade, cherche à étendre l'avant-bras sur le bras, c'est-à-dire à s'opposer au mouvement de flexion, *à le contrarier*. L'expérience et l'habileté du masseur serviront à graduer la force qui devra être déployée dans chaque cas. Toutefois la règle sera la suivante :

« Le *masseur* doit résister au mouvement, mais ne pas entrer en lutte avec le malade. »

Le but thérapeutique qu'on se propose d'atteindre est analogue à celui qu'on a cherché à obtenir dans le deuxième temps. Ici, on s'adresse surtout aux muscles, dont on cherche par une gymnastique forcée à activer les fonctions affaiblies.

Ces trois temps exécutés, l'œuvre manuelle du masseur est terminée, mais non la séance du massage, qui devra toujours avoir pour complément une série de :

MOUVEMENTS DITS ACTIFS.

Il faut entendre par là tous les mouvements que peut arriver à faire exécuter par la région du tronc, ou par le membre en traitement, le malade lui-même, sans recevoir aucune aide et en n'utilisant que diverses attitudes du corps et la mise en contraction de divers groupes de muscles.

Prenons un exemple : Dans le cas de raideur articulaire du coude, le malade aura à terminer la séance par une série de mouvements de flexion et d'extension. Les mouvements actifs sont loin d'avoir l'importance et l'efficacité de mouvements exécutés par le masseur. Le plus souvent ils ne font que servir assez utilement à rendre plus parfaite l'œuvre du massage.

Quand ils sont possibles et faciles, en effet, le malade

peut être considéré comme arrivé bien près de sa guérison; quand ils ne le sont pas encore, les tentatives du malade, quelque énergiques et courageuses qu'elles soient, restent souvent sans effet réel.

Ces données générales connues, voyons quelles conditions doivent présider à leur application :

a. Le masseur (ou la masseuse s'il s'agit de masser une femme) doit être doué d'une certaine force corporelle, être adroit, intelligent et capable ainsi de bien interpréter les indications qui lui seront fournies par le médecin.

Il se présentera toujours proprement vêtu et les bras nus. Il prendra un soin tout spécial de ses mains, qu'il aura pris la précaution de bien laver au savon, avant chaque séance, de façon à ne pas encrasser la région sur laquelle il aura à intervenir. Les ongles seront tenus coupés très court, afin que la peau du malade ne risque pas d'être blessée.

b. Le malade, quelle que soit la région du corps qui doive être soumise aux manipulations, reposera sur *le lit de massage*.

Il n'y aura que de rares exceptions à cette règle. Le malade couché résiste moins, en effet, aux efforts du masseur et les rend ainsi plus productifs. De plus, les tendances à la syncope que pourrait provoquer l'excès de douleurs sont plus sûrement évitées. Enfin, dans cette attitude, le malade peut, en se déplaçant légèrement, présenter plus facilement au masseur les différents points de la région qui doit subir le massage.

c. La chambre dans laquelle se pratiquera la séance du massage, sera maintenue à une température qui ne doit jamais être inférieure à 20°.

d. Le lit de massage est un simple lit de camp sur lequel on étend une couverture, recouverte elle-même d'un drap qui devra être renouvelé pour chaque malade.

S'il s'agit de pratiquer un massage général, le malade sera complètement nu; s'il s'agit d'un massage local, la région seule sur laquelle on doit agir sera mise à nu et débarrassée de tout lien constricteur (jarretière, cravate, etc.).

La région à masser ne reposera sur le lit que par l'intermédiaire d'un coussin de sable fin, enveloppé par une toile imperméable de façon qu'il puisse être lavé et essuyé après chaque séance.

Quatre coussins suffisent pour parer à tous les besoins :

Deux coussins longs (trois fois plus longs que larges) destinés à être placés sous les membres;

Deux petits coussins carrés utilisés pour soutenir une articulation ou une extrémité de membre par exemple.

e. Avant de commencer toute manipulation, il faudra avoir pris soin de lubrifier (c'est-à-dire d'enduire d'une matière grasse) les téguments sur lesquels on aura à pratiquer des frictions, et cela parce que le massage fait à sec est douloureux. L'application du corps gras demande une certaine attention. Il n'en faudra mettre que la quantité nécessaire, et renouveler l'opération dans le courant de la séance à mesure que le dessèchement semblera se produire. Quand on graisse trop les téguments, la main du masseur glisse à la surface et ne peut exercer des pressions suffisantes pour que l'action s'en fasse sentir sur les tissus profonds. Le corps gras à préférer entre tous est la glycérine qui, en raison de sa solubilité dans l'eau, permet une fois la séance terminée de faire aisément avec un linge imbibé d'eau tiède la toilette de la région.

La glycérine est versée dans une soucoupe que l'on place au pied du lit et dans laquelle on puise au moyen d'un tampon de linge qu'on promène ensuite sur la peau comme on le ferait d'un pinceau.

f. La durée de la séance ne saurait être déterminée exactement. C'est au médecin qu'il appartient de la fixer pour chaque cas.

Il faut toutefois savoir que rarement la durée dépassera vingt minutes et rarement aussi sera inférieure à cinq minutes.

La durée sera plus grande dans les cas chroniques. Dans les cas aigus les séances seront courtes et répétées plusieurs fois par jour (3 ou 4 fois).

g. Le massage, lorsqu'il devra (ce qui sera le cas le plus fréquent) être suivi d'une séance d'hydrothérapie, ne sera pratiqué que sur des malades à jeun ou ayant pris leur dernier repas depuis au moins trois heures.

Le tableau suivant résume les indications éparses dans les précédentes pages.

- **Masseur**
  - Bras nus.
  - Mains lavées, ongles courts.
- **Malade**
  - A jeun ou à trois heures de son dernier repas.
  - Couché
    - Sur le lit de massage.
    - Dans une chambre chauffée.
  - Région à masser.
    - Mise à nue.
    - Reposant sur un coussin de sable.
    - Lubrifiée par la glycérine.
- **Manipulations** (3 temps).
  - 1er temps.
    - 1° L'effleurage (pendant une ou deux minutes).
    - 2° Pressions méthodiques.
      - Durée de cinq minutes à un quart d'heure suivies ou non de pétrissage et percussion des muscles.
  - 2e temps. Mouvements passifs (cinq minutes).
  - 3e temps. Mouvements actifs contrariés (cinq minutes).

Le plus souvent la séance sera complétée par
- 1° la pratique d'une série de mouvements actifs.
- 2° une douche.

Mais il n'y a là qu'un exposé bien incomplet du rôle que le masseur peut être appelé à remplir. Le *modus faciendi* du massage varie dans ses détails pour chaque cas particulier, comme nous allons bientôt le constater.

En ne tenant point compte de cela, le masseur courrait le risque de faire œuvre toujours inutile et souvent dangereuse; car il faut bien savoir qu'un massage pratiqué intempestivement ou à l'aide de manipulations dont ne relèverait pas le cas auquel elles s'adressent, peut avoir les plus *graves conséquences*. Le massage ne devra donc jamais être entrepris qu'après l'avis du médecin, quand celui-ci en aura posé les premières règles, et ne devra être continué que sous la surveillance constante de celui qui l'a ordonné.

Ces conditions seront remplies quand le masseur aura pour se guider les indications inscrites par le médecin lui-même sur la « feuille de massage » dont nous donnons ci-contre un spécimen.

Le masseur devra exiger du malade qu'il lui présente cette feuille avant de recommencer une séance, de telle sorte qu'il se puisse assurer que le médecin n'y a point fait figurer d'indications nouvelles.

Une colonne d'observations est réservée au masseur, qui ne doit pas craindre d'y noter tous les incidents survenus pendant la séance, et qui lui paraissent quelque peu anormaux. « Exemple : Douleur extrême aux attouchements, rougeur et chaleur de la région avant la séance, etc. »

Il doit aussi y signaler les absences du malade qui lui est confié.

HÔPITAL DE ....

—

Service des blessés.

—

Médecin traitant ....

FEUILLE DE MASSAGE

NOMS ET PRÉNOMS du malade.	N° du lit.	DIAGNOSTIC.	DATES des prescriptions médicales.	OBSERVATIONS DU MÉDECIN TRAITANT.	NOTES CONSIGNÉES par le masseur.	
Rodière (Louis)	12	Périarthrite de l'épaule droite, d'origine traumatique. État inflammatoire subaigu, contractures des muscles de l'épaule.	20 mars.	Pratiquer pendant trois jours une séance de dix minutes de durée et consistant en : *effleurage, pressions méthodiques avec pétrissage* des muscles de l'épaule. Pas de mouvements passifs ni actifs contrariés. Faire suivre la séance de l'application sur l'articulation d'une douche à jet mobile, brisé, d'une durée de quatre minutes.	22 mars	Le massage n'a pu être pratiqué en raison de la douleur ressentie par le malade.
			27 mars.	Commencer à faire exécuter avec ménagement quelques mouvements passifs.		
			29 mars.	Exagérer l'étendue des mouvements passifs et les prolonger pendant cinq minutes.		
			5 avril.	Pousser jusqu'à leur maximum l'étendue des mouvements passifs, ne pas redouter les craquements articulaires qui pourraient se produire pendant les manipulations.		
			16 avril.	Pratiquer les trois temps de la séance du massage. Faire suivre d'une douche et de la pratique d'une série de mouvements actifs (durée cinq minutes).		

DEUXIÈME PARTIE

TECHNIQUE PARTICULIÈRE

Si chaque cas particulier emprunte aux données générales précédentes le fond de sa thérapeutique, il n'en est pas moins vrai que le but poursuivi doit entraîner, en variant lui-même, des modifications dans les manipulations, à tel point que l'éducation du masseur serait absolument incomplète si elle ne s'augmentait de l'étude de la technique à appliquer aux principales affections qu'il aura à traiter. Pour simplifier cette étude, nous prendrons soin de la faire rentrer le plus possible dans le cadre des manipulations indiquées et classées dans notre tableau (page 25.)

Nous ne comprendrons dans nos descriptions que les maladies constituant le fonds commun de la pathologie, et de celles-ci même nous élaguerons certaines, que des médecins, trop généralisateurs en fait de traitement par le massage, ont voulu faire relever de ce mode thérapeutique.

A chacun des groupes pathologiques suivants correspondra une technique particulière dont nous devrons faire une étude spéciale. Nous étudierons donc le massage appliqué :

1° Aux affections des articulations et aux affections des gaines synoviales tendineuses et des synoviales articulaires.

2° Aux fractures.

3° Aux maladies des muscles.

4° Aux maladies des nerfs.

5° Aux maladies des ganglions lymphatiques.

6° Aux maladies des organes contenus dans la cavité abdominale.

Nous utiliserons enfin les données acquises par le masseur, pour lui apprendre à en faire l'application dans le massage général, dit massage hygiénique, qui fera l'objet d'un chapitre particulier.

CHAPITRE PREMIER

MASSAGE APPLIQUÉ AUX ARTICULATIONS.

Le masseur retiendra qu'ici plus qu'en toute autre circonstance, il devra craindre de dépasser le but et qu'une intervention exagérée pourrait être fatale au malade.

La règle primordiale sera donc de ne jamais s'écarter des prescriptions du médecin et de pécher plutôt par un excès de douceur.

Les affections articulaires principales auxquelles le massage doit être appliqué sont surtout d'ordre traumatique.

Ce sont :

I. — L'*entorse* ou *foulure*.

II. — Les *luxations récentes* et réduites.

III. — Affections des synoviales tendineuses.

IV. — *L'épanchement de liquides* (sérosité ou sang) *dans l'intérieur d'une articulation* (d'origine traumatique).

V. — Les *raideurs articulaires* (conséquence plus ou moins éloignée d'accidents traumatiques, luxations anciennes réduites, périarthrites, etc.).

I. — ENTORSE OU FOULURE.

Il faut entendre par là la distension violente des ligaments d'une articulation.

Dans les manipulations appliquées aux entorses le masseur se propose :

1° De broyer, d'écraser les exsudats et les épanchements intra et extra-articulaires, et de les chasser dans les voies lymphatiques et veineuses : d'où il suit que toutes les manipulations doivent être exercées de la périphérie vers le centre.

2° De supprimer l'état de contracture dans lequel se placent les muscles qui entourent l'articulation.

D'où résulte l'indication de masser assez loin au-dessus et au-dessous de l'articulation, de façon à comprendre dans les manipulations les masses musculaires avoisinantes.

3° De remettre en leur place les tendons qui ont pu glisser hors de leur emplacement normal (ce qui pourra être obtenu par le soin qui sera pris de masser avec le plat des pouces et tout le long des tendons saillants, et encore par la pratique des mouvements passifs qu'on imprimera à l'articulation.

Les entorses sont dites simples ou compliquées.

Aux premières seules peuvent être appliqués tous les temps du massage.

Les entorses compliquées, c'est-à-dire qui s'accompagnent d'arrachement de fragments osseux, ou de larges déchirures des ligaments, ne devront être massées qu'avec la plus grande circonspection et en présence du médecin. Le plus souvent il sera bon d'attendre la disparition des phénomènes inflammatoires aigus.

Pour les entorses simples la technique sera la suivante :

TECHNIQUE.

1° Plus tôt on commencera les manipulations, plus rapide sera le succès.

Le massage peut donc commencer à être pratiqué même dans les premiers instants qui suivent l'accident.

2° Les séances peuvent être multipliées dans la même journée. « La règle est de les reprendre quand, au bout de quelques heures d'amélioration, les douleurs reparaissent. »

En moyenne deux séances par jour et d'une durée de vingt minutes chacune devront suffire.

3° Chaque séance comportera les manipulations suivantes :

A. *Frictions centripètes.* — Sous forme d'effleurage pratiqué tout autour de l'articulation (insister sur les points les plus douloureux et les plus œdématiés).

B. *Pressions méthodiques.* — (*Avec le plat des pouces*) pratiquées tout le long des tendons, et dans les interstices tendineux, ainsi qu'au loin sur les masses musculaires voisines.

A mesure que le gonflement diminue les pressions doivent être faites avec plus de force.

Durée moyenne : dix minutes au moins. C'est le temps le plus important.

C. *Mouvements passifs.* — Ne doivent être commencés que lorsque la douleur est à peu près éteinte. Doivent être faits lentement et sans brusquerie. Le masseur arrivera graduellement à obtenir le maximum de l'attitude qu'il est en droit de demander à l'articulation (voir plus loin à l'étude du massage de chaque articulation en particulier), et quand ce maximum aura été obtenu, il le devra maintenir un petit instant avant que de passer au mouvement en sens inverse.

D. — Les mouvements actifs ne doivent pas, sauf dans les cas très légers, être commencés dans les deux premiers jours du massage, mais reportés au troisième ou quatrième jour.

E. — Dans les entorses un peu sérieuses et surtout dans celles du membre inférieur, appliquer après chaque séance autour de l'articulation un bandage roulé (bande de toile) qui maintiendra l'articulation légèrement comprimée et s'opposera jusqu'à un certain point à la reproduction du gonflement.

F. — Terminer la séance par une douche froide locale d'une durée moyenne de cinq minutes (en voir la technique au chapitre traitant de l'hydrothérapie).

II. — LUXATIONS RÉCENTES ET RÉDUITES.

Il faut entendre par luxation le déboîtement d'un os, c'est-à-dire le déplacement d'un os sorti de son articulation. Quand l'os a été par le chirurgien remis à sa place on dit que la luxation est *réduite*.

La luxation la plus simple est toujours accompagnée de froissements, de déchirures, d'un peu d'épanchement sanguin et plus tard d'une légère inflammation (arthrite).

Le massage est indiqué au même titre que pour les entorses et se pratique de la même façon, sauf les modifications suivantes :

N'avoir tout d'abord recours qu'aux manipulations correspondant au premier temps (effleurage et pressions). Ce ne sera qu'après deux ou trois semaines de ce traitement réduit qu'on le devra compléter par la pratique des mouvements passifs, qui seront exécutés au début avec beaucoup de ménagement, et devront être momentanément interrompus si la région devenait chaude, tuméfiée, douloureuse (ce qui ferait craindre le développement d'une arthrite aiguë).

III. — AFFECTIONS DES SYNOVIALES TENDINEUSES.

Les tendons sont presque toujours entourés de manchons, dits gaines synoviales, qui sécrètent par leur surface interne un liquide huileux dit *synovie*, lequel est destiné à permettre au tendon un glissement plus facile.

Dans certaines affections dénommées *synovites*, ces manchons tantôt sécrètent des produits trop abondants dont on cherche par le massage à amener la résorption, tantôt deviennent, au contraire, d'une sécheresse nuisible au bon fonctionnement du tendon qu'ils enveloppent. Dans tous ces cas le massage est des plus efficaces. Il aura pour effet d'aider à la disparition des exsudats, ou de modifier heureusement l'état de nutrition des gaines et, en leur ramenant la santé, de leur rendre l'intégrité de leur rôle physiologique.

TECHNIQUE.

La technique sera des plus simples :

Premier temps : *Effleurage. — Pressions méthodiques.*

Avec le plat des pouces.

S'attacher à bien suivre la direction des tendons.

Les pratiquer avec une force de plus en plus croissante.

Durée : sept à huit minutes.

Deuxième temps : *Mouvements passifs.*

Consistent dans l'accomplissement des mouvements propres à l'articulation ou aux articulations *immédiatement sous-jacentes* aux gaines tendineuses qu'il s'agit de masser. (Ainsi si le massage doit s'appliquer aux gaines synoviales du poignet, les mouvements passifs se rapporteront aux mouvements des articulations du poignet et des doigts.)

Troisième temps : *Mouvements actifs contrariés.*

Les mêmes qu'au temps précédent, seulement c'est le malade qui tente de les faire, et le masseur qui s'efforce d'en empêcher l'exécution.

Douche locale (deux à cinq minutes de durée) suivie d'une série de mouvements actifs.

Ils doivent, pour être pourvus d'effet, être pratiqués pendant un quart d'heure au moins. Ce sont les mêmes mouvements que ceux du deuxième et troisième temps, mais que le malade exécute cette fois à sa guise.

IV. — LES ÉPANCHEMENTS INTRA-ARTICULAIRES.

Produisent le gonflement et la distension de l'articulation. Ils sont constitués par de la sérosité, du sang ou du pus. Ces derniers, répondant à des états inflammatoires graves, ne doivent en aucun cas être traités par le massage.

TECHNIQUE.

La technique est peu complexe.

N'agir qu'avec beaucoup de précaution : on peut craindre, en effet, que l'articulation ne s'enflamme.

Une seule séance par jour suffira ; après chaque séance, comprimer légèrement la région par un bandage roulé.

Premier temps.

Effleurage de la région, jusqu'à ce que la peau soit devenue rouge et que la douleur à la pression soit fort atténuée.

Pressions méthodiques. — Les pratiquer surtout au niveau des points de la région soulevés par l'épanchement.

C'est la phase la plus importante de la séance, la pratiquer soigneusement et lui donner une durée de sept à huit minutes.

(Comprendront le pétrissage des muscles qui entourent la région articulaire, et dont le plus souvent certains d'entre eux sont en voie d'atrophie.)

Deuxième temps : *Mouvements passifs.*

Faire exécuter avec lenteur tous les mouvements propres à l'articulation; constater qu'ils se font bien et sans douleur. Dans le cas contraire, rendre compte au médecin traitant.

Troisième temps : *Mouvements actifs contrariés.*

Sont ici de toute importance. C'est eux qui s'opposeront le plus à la marche presque fatale vers l'atrophie de certains groupes musculaires. Ne pas négliger de les pratiquer.

Terminer la séance par un nouvel effleurage, suivi de l'application d'une douche locale (durée deux à cinq minutes).

La durée totale d'une séance sera un peu plus courte pour les cas aigus (dix minutes), mais pour les épanchements chroniques, elle peut atteindre trente minutes.

V. — RAIDEURS ARTICULAIRES.

Les raideurs articulaires sont le plus souvent la conséquence de lésions traumatiques ou inflammatoires antérieures.

Elles sont dues à la rétraction de toutes les parties molles qui entourent l'articulation (tendons, ligaments, capsule fibreuse articulaire) et à des exsudats intra-articulaires.

Elles sont quelquefois telles, qu'il semble qu'il y ait soudure des os qui constituent l'articulation.

Le massage a ici pour but :

De rendre de la souplesse à tous les tissus rétractés, et de favoriser à l'aide de mouvements passifs la résorption des exsudats.

Plus on retarde l'application du traitement, moins il faudra compter sur le succès. Il faut savoir que les progrès sont très lents à se faire (un traitement de deux à trois séances par jour pendant plusieurs mois est quelquefois nécessaire).

Les manipulations ne doivent être entreprises que lorsque les phénomènes inflammatoires (arthrite ou périarthrite) auront complètement disparu.

La technique à employer sera la suivante :

Premier temps : *Effleurage.*

Pressions. — Doivent être pratiquées très énergiquement, de façon qu'elles arrivent à agir sur les parties profondes. Elles doivent se faire sur *toutes* les faces de l'articulation maintenue solidement fixée contre le coussin de sable par la main qui n'agit pas.

Deuxième temps : *Mouvements passifs.*

Constitue le temps de beaucoup le plus efficace et le plus difficile.

Pour provoquer l'exécution de ces mouvements, le masseur devra déployer une force dont l'intensité variera avec la nature de l'obstacle à vaincre. L'habitude seule, aidée des conseils puisés auprès du médecin, pourra donner l'assurance et même la hardiesse nécessaires pour ne pas craindre d'amener parfois par des manipulations énergiques des craquements articulaires, et de produire sur la peau la formation d'ecchymoses.

Le masseur se guidera pour l'exécution de ce temps sur l'extrême douleur ressentie à un moment donné par le malade, et qu'il devra savoir respecter.

La règle sera donc de s'arrêter dans ces mouvements à l'attitude que le malade pourra supporter sans trop grande souffrance.

Troisième temps.

Les mouvements actifs contrariés par lesquels on cherchera à rendre aux muscles la force nécessaire pour qu'ils puissent mettre en jeu l'articulation, ne sauraient, tout comme les mouvements actifs, être pratiqués que lorsqu'une certaine souplesse aura été rendue à l'articulation.

Ils seront le couronnement de l'œuvre entreprise, quand on aura pu la mener à bien.

Durée moyenne de la séance : vingt minutes.
Terminer par une douche locale à jet plein.

Mais si, comme nous venons de le voir, le mode de massage relève de la nature de l'affection articulaire à laquelle il doit être appliqué, il est aussi sous une autre dépendance. Il varie encore d'après la conformation de l'articulation. C'est ainsi qu'on ne masse pas un genou comme une hanche, ni une hanche comme un poignet. Il est donc indispensable que le masseur soit mis au courant de la technique particulière qui réglemente le massage des principales articulations.

COU-DE-PIED.

(Articulation tibio-tarsienne.)

Position du malade. — *Le malade est étendu sur le lit, le pied reposant par le talon sur un coussin long. Au fur et à mesure des besoins, il se déplace sur son côté droit, puis sur son côté gauche, présentant ainsi au masseur d'abord la face antérieure, puis les deux faces latérales du cou-de-pied.*

Premier temps.

Utiliser surtout le *plat des pouces* qui permet de

plonger dans les creux et de bien suivre d'autre part les saillies tendineuses.

Effleurage et pressions méthodiques.

Ces manipulations devront s'étendre en hauteur du milieu du dos du pied à la partie moyenne de la jambe (à la naissance du mollet).

Elles devront être pratiquées successivement

1° Sur la **région antérieure** (AA, fig. 10).

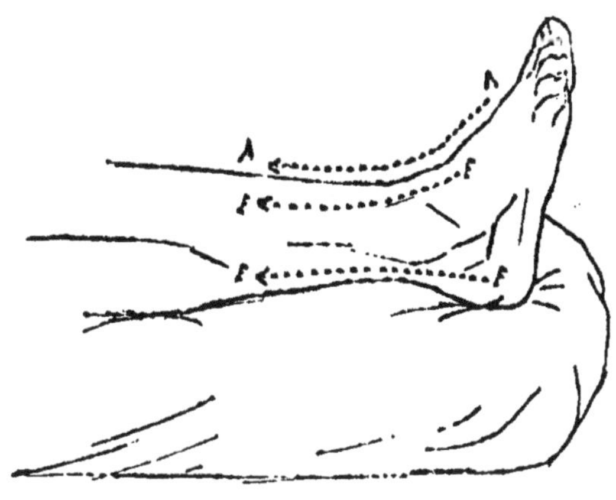

Fig. 10.

2° Sur la **région externe.** — Contourner du *plat des pouces* la malléole externe en exerçant sur tout ce trajet des pressions de plus en plus fortes (EE, fig. 10).

3° **Région interne.** — Le pied du malade reposant sur le coussin par son côté externe.

Manœuvrer autour de la malléole interne comme dans le temps précédent.

4° Sur la **région postérieure** (fig. 11).

On aura déjà pu utiliser les deux précédentes attitudes du malade pour masser un peu en arrière des malléoles de façon à se rapprocher du tendon d'Achille. On complétera cette ébauche par le mode suivant d'intervention :

Le masseur saisit à pleine main le pied du malade

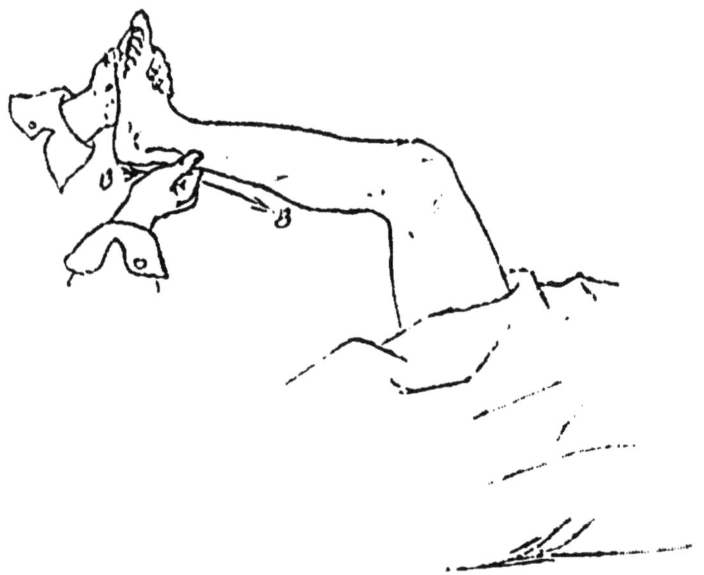

Fig. 11.

et le tient soulevé, tandis que, de la main libre, il saisit entre le pouce et l'index (*pincement*) le tendon d'Achille le plus bas possible, à la hauteur du talon, et le masse en remontant dans la direction du mollet (BB, fig. 11).

Terminer ce même temps par le pétrissage des muscles du mollet.

Deuxième temps ou *temps des mouvements passifs.*

Le cou-de-pied peut à la rigueur être considéré, et par suite traité comme une articulation en charnière, c'est-à-dire qu'on ne devra lui imprimer que deux sortes de mouvements, la flexion et l'extension.

Le mouvement de *flexion* (dos du pied ramené vers la partie antérieure de la jambe) est plus limité que le mouvement en sens contraire, qui est celui de l'*extension.* Le masseur apprendra à connaître ces limites en constatant sur son pied l'étendue exacte de ces mouvements.

La jambe, saisie par son extrémité inférieure le plus bas possible, reste fixée solidement contre le coussin, pendant que de l'autre main le masseur saisit le pied à pleine main et le reporte en avant (*flexion*) et en arrière (*extension*). Ces mouvements seront faits très lentement, poussés le plus loin possible et maintenus pendant quelques instants à leur maximum quand ils l'auront atteint. Il est quelquefois besoin de déployer de grands efforts, tant l'articulation peut être enraidie.

Troisième temps ou *temps des mouvements actifs contrariés.*

Ce sont ces mêmes mouvements de flexion et d'extension, mais, cette fois, c'est le malade qui les fait et le masseur qui les contrarie.

Celui-ci s'opposera donc tout d'abord aux mouvements de flexion tentés par le malade.

Pendant que le malade fait des efforts pour reporter la pointe du pied dans la direction de la flèche cc,

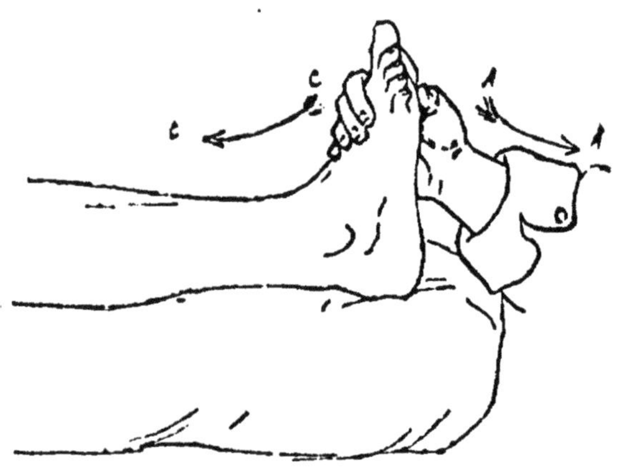

Fig. 12.

(fig. 12), le masseur, qui a saisi le pied à pleine main, l'attire vers lui (AA).

Pour contrarier l'extension, le masseur soutiendra fixe, de son poing fermé, la plante du pied du malade, tandis que celui-ci fait effort pour l'étendre (DD, fig. 13).

Cette série de mouvements sera répétée une quinzaine de fois et terminée par une :

Douche locale (à jet plein) d'une durée de cinq minutes, suivie de l'application, à l'aide d'une bande de toile, d'un bandage immobilisant l'articulation, s'il s'agit d'un état aigu pour lequel on puisse craindre un réveil inflammatoire. Tout au contraire, dans les affections chroniques ou non douloureuses, laisser l'articulation libre, en recommandant au malade de faire, dans

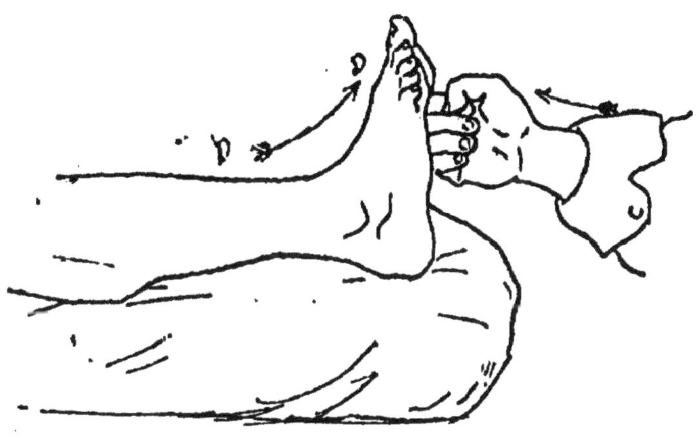

Fig. 13.

l'intervalle des séances, des mouvements actifs de flexion et d'extension.

Dans les cas aigus, les séances peuvent être multipliées (deux ou trois) dans la même journée, leur durée moyenne variant entre six et quinze minutes. Après chacune d'elles, le pied doit avoir repris ses formes primitives normales, et les mouvements n'être en ce moment que peu douloureux.

GENOU.

(Articulation en charnière.)

Mouvements propres : *Flexion et extension.*

Le mouvement de flexion peut être poussé très loin, jusqu'à mettre en contact le talon avec la face postérieure de la cuisse.

Le maximum de l'extension est atteint quand la jambe est en ligne droite avec la cuisse.

L'articulation du genou est volumineuse, et très fréquemment atteinte d'épanchements, mais elle est en revanche très accessible au massage, en avant et sur les côtés tout au moins. C'est surtout par la face antérieure que l'on cherche à agir.

TECHNIQUE.

Position du malade. — *Étendu tout de son long sur le lit, reposant sur le dos quand il y a lieu de présenter au masseur les régions antérieures et latérales, et sur le ventre quand est arrivé le moment de masser la région postérieure.*

Un coussin plat et peu épais est placé au-dessous de la région pour la soutenir, mais il ne doit amener qu'un très léger état de flexion du membre.

Premier temps. Se pratique :

1° Sur la région antéro-latérale ;
2° Sur la région postérieure.

Consiste en effleurage et pressions qui doivent être faites avec le plat des pouces en insistant sur les points plus particulièrement tuméfiés ou douloureux.

1° Sur la région antéro-latérale. — La rotule, très superficiellement placée, empêche que le massage soit pratiqué directement au-devant du genou. C'est à contourner en tout sens (à droite, à gauche, au-dessous et surtout au-dessus) la rotule que le masseur doit s'appliquer.

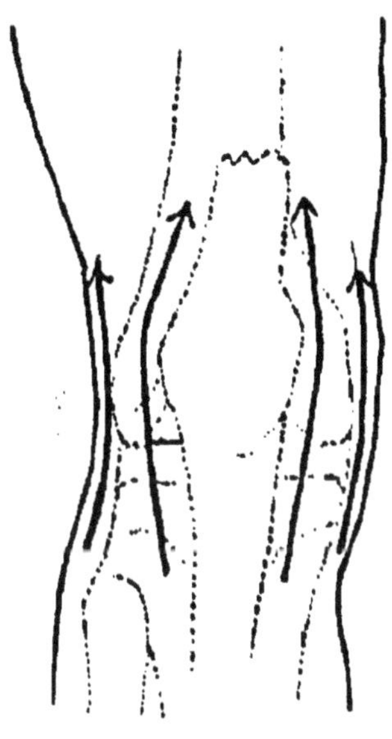

Fig. 14.

Les flèches de la figure 14 indiquent ces différents points.

A partir du bord supérieur de la rotule les pressions doivent être faites avec plus de vigueur et remonter jusqu'au tiers moyen de la cuisse.

Ne pas négliger le massage des côtés du genou, où souvent on trouvera des points douloureux au niveau desquels le masseur devra s'attarder.

Ce temps est des plus importants, c'est celui auquel il faudra donner la plus grande durée (huit ou dix minutes).

Le plus souvent il sera indispensable de le terminer par le pétrissage et hachage des masses musculaires situées immédiatement au-dessus de la rotule sur la face antérieure de la cuisse, lesquelles dans la plupart des affections articulaires du genou ont des tendances à l'atrophie.

2° Sur la région postérieure. — Le malade est

couché sur le ventre, la jambe est maintenue par un coussin légèrement fléchie sur la cuisse.

Les pressions devront être faites avec ménagement au niveau du creux du jarret (voy. fig. 15). Éviter ici les hachures (durée deux à trois minutes).

Deuxième temps : *Mouvements passifs.*

Pour ce deuxième temps comme pour le troisième, le malade gardera la dernière position qu'il avait au premier temps, c'est-à-dire restera couché sur le ventre.

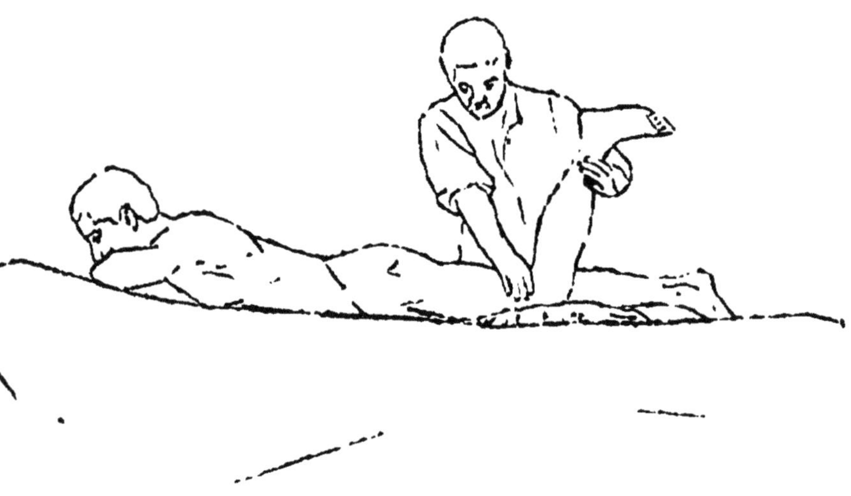

Fig. 15.

D'une main le masseur maintient fortement fixée contre le coussin la partie inférieure de la cuisse, (fig. 15).

De l'autre il saisit la jambe du malade à la hauteur du cou-du-pied, de façon à agir sur un plus long levier.

Il exerce alors des efforts lents et bien gradués pour amener la jambe vers la cuisse (flexion) ou pour l'en éloigner (extension). Ces mouvements doivent être faits avec plus ou moins de force et plus ou moins complets selon l'état plus ou moins douloureux de l'articulation.

Une moyenne de quinze mouvements successifs de flexion et d'extension suffira.

Troisième temps : *Mouvements actifs contrariés.*

Même attitude pour le masseur et pour le malade. Les rôles seuls sont changés : c'est le malade qui, sur l'ordre du masseur, fait effort pour fléchir d'abord, étendre ensuite la jambe sur la cuisse, tandis que le masseur s'oppose par la force à l'exécution de ces mouvements.

Durée moyenne : celle du deuxième temps.

Terminer par une douche locale en jet plein (cinq minutes). Si l'articulation ne reste pas douloureuse il devra être en outre prescrit au malade d'exécuter, avant de quitter la salle, une série de mouvements actifs (flexion et extension).

HANCHE.

Le fémur (os de la cuisse) s'emboîte, par son extrémité renflée en boule, dans l'os coxal (os du bassin) comme *la pomme d'une canne* dans le creux de la main qui la porte : c'est dire que la cuisse pourra se mouvoir sur le bassin dans tous les sens :

Se fléchir et s'étendre sur lui.

Se mouvoir en dedans (action de croiser les cuisses l'une sur l'autre).

Se mouvoir en dehors (action d'écarter les cuisses l'une de l'autre).

Et si l'on fait succéder les uns aux autres ces divers mouvements on pourra obtenir de leur combinaison un mouvement rotatoire comparable à celui que décrivent les ailes d'un moulin à vent.

Ce sont ces quatre sortes de mouvements et en plus le mouvement de rotation que le masseur reproduira dans les mouvements passifs, ainsi que le malade lui-même dans les mouvements actifs.

Le maximum de leur étendue à l'état normal, et dont on devra se rapprocher le plus possible, sans jamais le dépasser dans les manipulations, sera déduit du maximum d'étendue que le masseur essaiera de donner comme terme de comparaison à son articulation propre.

On peut dire toutefois :

Que la flexion de la cuisse sur le bassin peut être poussée jusqu'au contact de la portion moyenne et renflée de la cuisse avec la paroi abdominale.

Que l'extension est à son maximum dans l'attitude de la station debout ou, autrement dit, quand la cuisse est sur le prolongement de l'axe du tronc.

Que le mouvement en dedans doit atteindre l'attitude que prend la cuisse au moment de retomber sur l'autre pour se croiser avec elle.

Que le mouvement en dehors est à peu près, mais en sens inverse, de la même étendue que le précédent.

TECHNIQUE.

Premier temps : *Effleurage. — Pressions méthodiques.*

Doit se pratiquer successivement :

Sur la région antéro-externe.
postéro-externe.

1° Région antéro-externe. — *Le malade repose sur son lit, étendu sur le dos. L'articulation à masser est maintenue légèrement soulevée par un coussin plat et dépasse un peu le bord du lit.*

Les manipulations se pratiquent :

En avant : — De la partie moyenne de la cuisse au pli de l'aine qu'elles ne doivent pas dépasser ; éviter les pressions fortes et encore plus les hachures.

En dehors : — Du même niveau inférieur elles atteignent plus haut, jusqu'au rebord osseux du bassin : Toute la série des pressions peut être ici employée. Il est préférable de masser avec le talon de la main (voy. fig. 4).

2° Région postéro-externe. — Le malade est couché sur le ventre. Un coussin soulève la région de la hanche.

Les manipulations doivent s'exercer sur toute la surface de la fesse et principalement sur la région externe.

Plus que partout ailleurs la situation profonde de l'articulation et son revêtement par d'épaisses couches musculaires réclament une intervention des plus énergiques. On utilisera donc le massage en peigne (à poings fermés) (voy. fig. 5), le pétrissage et les hachures (fig. 6 et 8).

Deuxième temps : *Mouvements passifs.*

Le malade se replace sur le dos. (Attitude de la première partie du temps précédent.)

Si l'articulation est enraidie (ce qui est le cas le plus fréquent) soit par des exsudats intra-articulaires, soit par la contracture des muscles voisins, un aide est indispensable, qui de ses deux mains maintiendra le bassin solidement fixé sur le lit (voy. fig. 16).

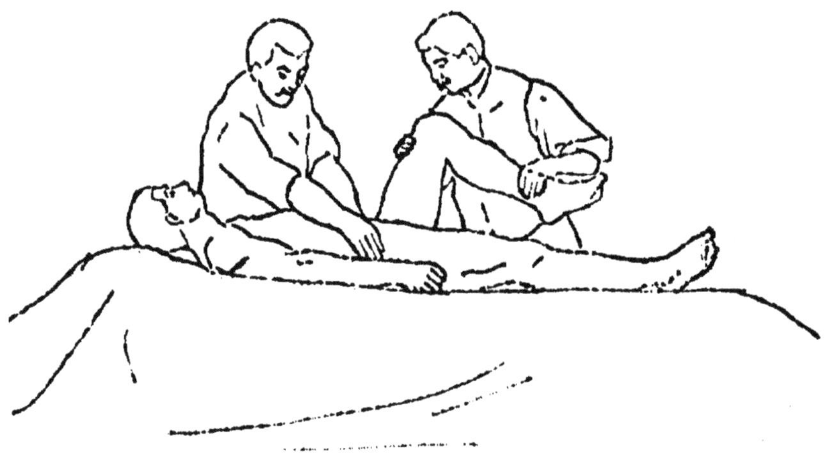

Fig. 16.

Dans le cas contraire, le masseur doit d'une main suffire à cette immobilisation du bassin *qu'il faut avant tout assurer.*

La cuisse étant alors saisie tout près du genou, le masseur tâche d'imprimer à l'articulation, lentement et sans secousses, les différents mouvements qui lui sont propres :

La flexion,
L'extension,
Mouvements en dedans,
Mouvements en dehors,
Mouvements en aile de moulin.

Chacun de ces mouvements sera poussé le plus loin possible et exécuté une dizaine de fois.

Troisième temps : *Mouvements actifs contrariés.* *Même attitude du malade. Même fixité donnée au bassin.* Les mêmes mouvements qu'au deuxième temps sont répétés un même nombre de fois, exécutés par le malade et contrariés par le masseur.

Durée totale : de vingt à trente minutes.

Terminer :

1° Par une douche sur la région de la hanche (en jet plein). Il est impossible d'appliquer ici une douche qui n'atteigne que la région de la hanche, sans mouiller les autres parties du corps. Il s'agira donc dans ce cas de donner une douche générale, en insistant pendant une minute environ sur la région de la hanche, qu'on douchera sur toutes ses faces (en avant, en arrière, en dehors);

2° Par une série de mouvements actifs (durée : un quart d'heure environ).

POIGNET ET MAIN.

Les phalanges des doigts s'articulent entre elles en charnière et n'ont pour mouvements que la flexion et l'extension.

Tout au contraire les doigts s'articulent à leur base avec la paume de la main par un mode semblable à celui que nous avons décrit pour l'articulation de la hanche et désigné sous la dénomination de « pomme de canne ».

D'où la possibilité pour les doigts de se mouvoir par leur base :

En mouvements de flexion,
d'extension,
En dedans,
En dehors,
En mouvements de rotation (aile de moulin), circumduction.

C'est d'après ces données que le masseur appliquera aux phalanges et aux doigts les manipulations prescrites.

Le poignet. — Est construit d'après un type analogue aux articulations en pomme de canne et possède ainsi les cinq sortes de mouvements précités. Leur maximum, que le masseur doit bien connaître pour ne jamais l'outre-passer, sera atteint quand :

Dans la flexion. La paume de la main, qui par ce mouvement tend à se rapprocher de la face antérieure

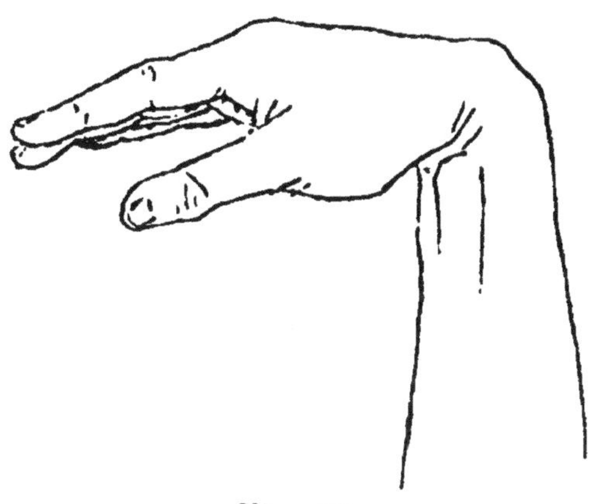

Fig. 17.

de l'avant-bras, sera placée à angle droit sur l'extrémité de l'avant-bras de façon à reproduire la forme

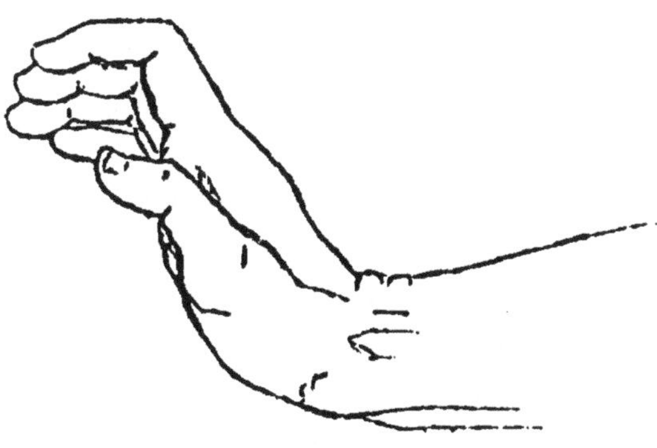

Fig. 18.

de la lettre L dont le long jambage correspondrait à l'avant-bras et le petit à la main (voy. fig. 17).

Dans l'extension. Quand la même attitude est obtenue dans le sens opposé (voy. fig. 18).

Les *mouvements en dedans et en dehors* sont plus limités que les précédents et sont loin d'atteindre l'angle droit. Portés à leur maximum ils donnent chacun une figure semblable à un accent circonflexe placé de champ >, dont l'avant-bras constituerait une branche et la main l'autre (voy. fig. 19-20).

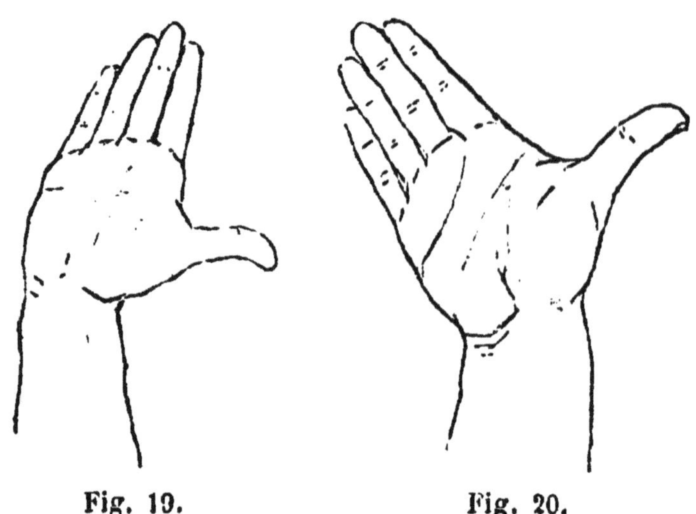

Fig. 19. Fig. 20.

En outre de ces quatre mouvements auxquels il faut ajouter celui de rotation (aile de moulin), le poignet peut encore exécuter des mouvements dits de supination et de pronation.

L'attitude de la supination est celle de la main tendue pour demander l'aumône (la paume de la main regardant en haut).

L'attitude de la pronation est inverse (la paume de la main retournée vers le sol).

La combinaison de ces deux mouvements est obtenue par exemple dans le geste fait pour faire tourner une clé dans sa serrure (le masseur devra ne pas oublier de les reproduire dans ses manipulations).

TECHNIQUE.

Position du malade. — *Le malade, à l'encontre de la règle jusqu'ici établie, est assis au bord du lit, le poignet reposant sur le lit, maintenu élevé haut par un coussin carré et épais.*

Premier temps.

Le plus souvent, à la suite de lésions dans l'articulation du poignet, les doigts s'enraidissent et il est indispensable de les faire participer à toute la série des manipulations.

Dans les cas simples on pourra se contenter de pratiquer sur les doigts un effleurage et quelques pressions.

L'effleurage et les pressions méthodiques appliqués au poignet doivent s'étendre jusqu'à la région moyenne de l'avant-bras et n'être jamais pratiqués qu'avec le plat des pouces, de façon à bien pénétrer dans les interstices tendineux.

Ils doivent être faits sur les quatre côtés de la région.

Le malade aura donc à modifier sur le coussin la position de son poignet de façon à présenter successivement au masseur les régions antérieure, postérieure, interne et externe.

Cette phase du massage est des plus importantes et doit durer dix minutes au moins.

Deuxième temps : *Mouvements passifs.*

D'une main le masseur saisit et fixe contre le coussin (au delà duquel la main doit déborder tout entière) l'extrémité inférieure de l'avant-bras.

De sa main libre il saisit par le plat la main du malade et alors, lentement et en déployant parfois une certaine force, il fait exécuter les différents mouvements du poignet, en les portant le plus près possible de leur maximum.

Ainsi il met la main : en flexion.
en extension.

Il la porte en dedans, en dehors, lui fait décrire le mouvement de moulin à vent, et le geste consistant à ouvrir ou fermer une serrure.

Chacun de ces mouvements sera répété une dizaine de fois.

Troisième temps : *Mouvements actifs contrariés.*

Les mêmes mouvements que ci-dessus, lesquels le masseur s'efforce d'empêcher, le malade faisant tous ses efforts pour les exécuter. Les répéter un même nombre de fois qu'au deuxième temps.

Terminer par une douche locale en jet *brisé*.

Si la région n'est pas restée douloureuse, engager le malade à faire une série de mouvements actifs.

COUDE.

L'articulation du coude est le type le plus parfait des articulations en charnière ; sa flexion maximum peut être portée jusqu'à mettre l'avant-bras en contact avec le bras.

Le maximum d'extension est atteint quand le bras et l'avant-bras sont en ligne droite.

TECHNIQUE.

Premier temps.

L'*effleurage* et les *pressions méthodiques* doivent être pratiqués :

1° Sur la région antérieure.
2° Sur la région postérieure.

1° Région antérieure.

POSITION DU MALADE. — *Le malade est couché sur le lit; le bras qui doit subir les manipulations est nu jusqu'à l'épaule et repose sur un coussin plat et long lequel dépasse légèrement les bords du lit.*

Les manipulations s'étendent de la partie moyenne de l'avant-bras à la naissance de l'épaule, doivent être faites avec le plat des pouces et en évitant d'exercer des pressions fortes :

1° Au niveau du *milieu* du pli du coude (voy. fig. 21).
2° Sur la partie interne du bras (voy. fig. 21).

Le pétrissage à pleine main doit être pratiqué au dessous de la ligne du pli du coude sur les masses musculaires latérales et au-dessus de cette même ligne sur le muscle biceps.

Durée : trois ou quatre minutes.

2° Région postérieure.

Position du malade. — *Le malade, couché sur le ventre, présente au masseur la face postérieure du bras maintenu étendu le plus possible sur le coussin.*

Cette région est au point de vue du massage l'analogue de la région antérieure du genou. C'est sur elle aussi que les manipulations doivent être le plus longuement pratiquées ; car c'est par là que l'on peut agir le plus efficacement sur les épanchements intra-articulaires. Comme à la face antérieure du genou où nous avons rencontré la rotule, la partie moyenne de la région est occupée par une saillie osseuse (l'olécrâne ou pointe du coude) autour de laquelle les pouces du masseur devront exercer des pressions profondes. Ainsi les pouces posés à plat au-dessous de l'olécrâne, au niveau de la crête osseuse qui fait saillie à la face postérieure de l'avant-bras, remonteront à droite et à gauche pour aller se rejoindre au-dessus de la pointe du coude, et les pressions atteindront jusqu'à la partie moyenne de la face postérieure du bras (voir fig. 21). Les flèches indiquent les sens et l'étendue des pressions.

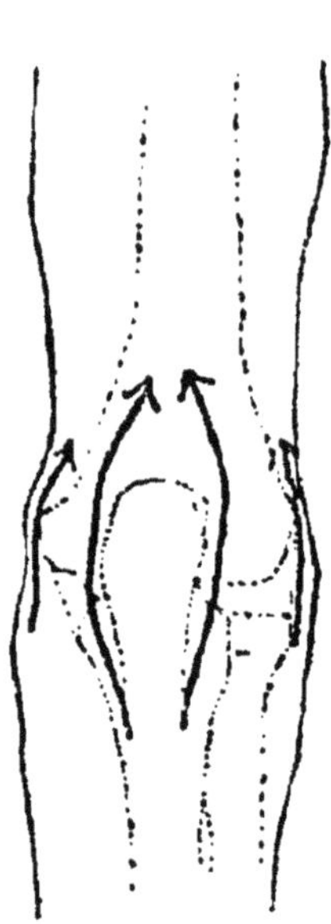

Fig. 21.

Les masses musculaires placées au-dessus du coude à la fosse postérieure du bras tendant, dans la plupart des affections articulaires, à s'atrophier, le masseur doit apporter tous ses soins à éviter cette complication. Ces muscles seront dans ce but pétris à pleine main et vigoureusement hachés.

Deuxième temps : *Mouvements passifs.*

Le malade se replace sur le dos, dans la position qu'il avait prise au commencement du premier temps.

Le masseur applique une de ses mains sur le bras du malade le plus près possible du pli du coude, pour mieux fixer contre le coussin ce segment du membre.

De l'autre main il saisit l'avant-bras au *niveau du poignet.* Il commence alors à s'efforcer d'amener successivement et lentement le membre en état de flexion d'abord, d'extension ensuite, en donnant à ces mouvements la plus grande étendue possible et en les maintenant quelques instants dans leur attitude maximum.

Chacun de ces mouvements sera répété une dizaine de fois.

Troisième temps : *Mouvements actifs contrariés.*

Le malade ainsi que le masseur conservent la position prise pour le temps précédent.

Le malade fait effort pour fléchir d'abord, et étendre ensuite, l'avant-bras sur le bras, tandis que le masseur s'oppose par la force à l'accomplissement de ces mouvements (fig. 9).

Même durée que le deuxième temps.

Terminer par :

Une douche locale (en jet plein) d'une durée de cinq minutes et la pratique d'une série de mouvements actifs.

ÉPAULE.

L'articulation de l'épaule est constituée par l'humérus (os du bras) dont l'extrémité supérieure renflée en « pomme de canne » est reçue dans une cavité creusée sur l'os de l'épaule (omoplate) (fig. 22).

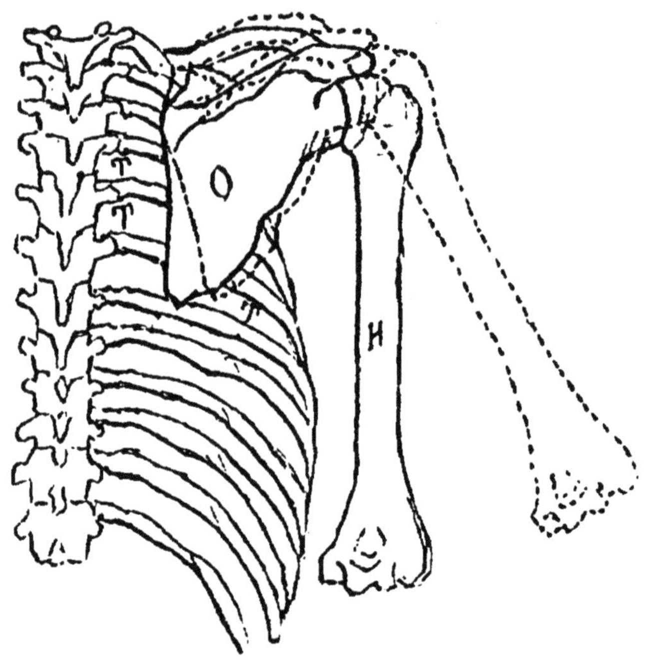

Fig. 22.

Mais l'omoplate (O) appliquée contre la face postérieure du thorax (T) est elle-même mobile sur son plan d'appui :

D'où il suit qu'afin que tous les mouvements du

bras aient pour centre l'articulation de l'épaule, il est indispensable que l'omoplate soit maintenue dans la position fixe de la figure ci-dessus. C'est à quoi le masseur doit veiller dans le cours de ses manipulations.

En raison de son mode d'articulation le bras pourra se mouvoir sur l'épaule dans tous les sens.

On pourra obtenir ainsi :

1° L'abaissement du bras qui aura pour limite l'adossement du bras contre le thorax (position du soldat sans arme au commandement de : Fixe).

2° L'élévation quand l'omoplate est solidement fixée et ne participe point par conséquent au mouvement d'élévation du bras. Le maximum d'élévation est acquis dans l'attitude dite « des bras en croix ».

3° Un mouvement du bras en avant. Obtenu dans l'attitude des bras croisés sur la poitrine.

4° Un mouvement du bras en arrière : dont le maximum est obtenu dans le geste qui consisterait à essayer de mettre les coudes en contact en les reportant en arrière du dos.

5° Par la combinaison de ces quatre attitudes successivement prises, on arrive à faire décrire au bras le mouvement dit « d'aile de moulin à vent ».

TECHNIQUE.

Position du malade. — *Le malade est couché sur le lit.*

L'épaule est maintenue soulevée par un coussin carré et dépasse un peu le bord du lit.

Premier temps : *Effleurage et pressions.*

Les manipulations s'étendent de la région moyenne du bras à la base du cou en contournant l'épaule en avant, en arrière et en dehors. En raison de l'épaisseur des couches musculaires de la région, elles seront pratiquées à l'aide du talon de la main et devront être suivies de pétrissage et de hachures.

Pour qu'elles soient efficaces, elles doivent agir sur des muscles en état de relâchement. Ce relâchement sera obtenu par l'attitude du bras (bras écarté du tronc le plus possible jusqu'à l'horizontale si l'état de l'articulation le permet).

Deuxième temps : *Mouvements passifs.*

Le malade garde la même position.

De tous les mouvements à provoquer, celui de l'élévation du bras est le plus utile à obtenir (car il est celui qui agit le plus efficacement sur l'articulation et celui qui servira le plus au malade quand il lui sera devenu possible).

Mais il ne saurait être, avons-nous dit, réellement rapportable à l'articulation de l'épaule que si l'omoplate n'y participe pas.

Pour obtenir ce résultat voici le moyen à employer :

Le masseur assis sur un tabouret, à hauteur du lit (fig. 23), engage son genou dans le creux de l'aisselle du malade et le plus loin possible, tandis que d'une main il coiffe pour ainsi dire l'épaule qu'il maintient fortement comprimée contre son genou.

De l'autre main il saisit le bras du malade à la hauteur du poignet et lentement, sans à-coups, mais en déployant toutefois une certaine force, de façon à produire dans certains cas des craquements articu-

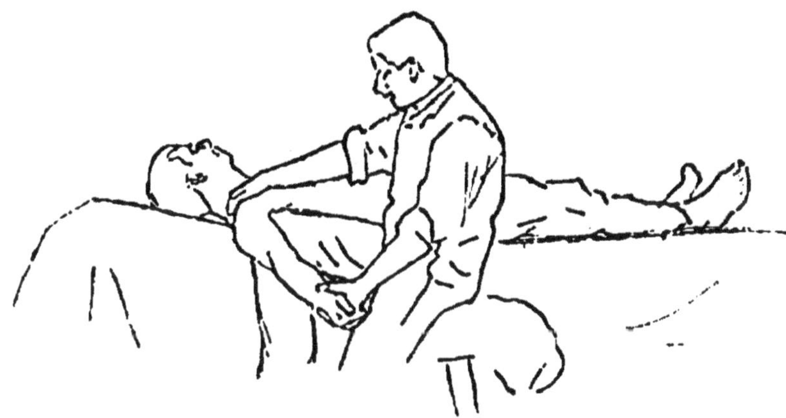

Fig. 23.

laires, il repousse le bras en dehors de manière à l'éloigner de plus en plus du corps et le reporter le plus près possible de l'horitonzale (attitude maximum).

Le masseur devra utiliser cette même attitude pour exécuter la série des autres mouvements.

Troisième temps : *Mouvements actifs.*

Ce temps comporte la même attitude pour le malade et pour le masseur, et l'exécution des mêmes mouvements, que le masseur contrariera par ses efforts.

Terminer par :

1° Un nouvel effleurage général de la région;

2° Une douche locale à jet plein (de cinq minutes de durée);

3° L'invitation faite au malade de ne pas quitter la salle de massage sans avoir pratiqué pendant un quart d'heure au moins, et une demi-heure au plus, une série de mouvements actifs qui seront exécutés sans aucun secours de la part du masseur et seront les mêmes que les mouvements du deuxième et du troisième temps.

CHAPITRE II

MASSAGE APPLIQUÉ AUX FRACTURES

Le massage utilisé à titre de moyen thérapeutique dans le traitement des fractures peut et dans certains cas doit être commencé le plus hâtivement possible, quelques instants après l'accident, par exemple. Plus il est entrepris tôt, mieux on évite de voir survenir l'engorgement des tissus et surtout les atrophies musculaires, qui sont la conséquence inévitable du traitement des fractures par l'immobilisation du membre dans un appareil. Mais le massage ainsi pratiqué est difficile et dangereux. S'il n'est pas habilement fait il entraîne de la douleur, peut déterminer le déplacement des fragments et amener de graves complications inflammatoires. Ce massage ne peut être appliqué que par le médecin lui-même ou tout au moins sous sa surveillance immédiate et effective. Nous l'appellerons « le massage précoce » pour le distinguer du :

Massage que nous qualifierons de « tardif », celui-là seul qui est à la portée du masseur.

LE MASSAGE TARDIF.

Est donc celui que l'on exerce sur un membre qui aura été le siège d'une fracture, mais sur lequel la soudure des deux fragments osseux aura eu le temps de se faire et sera telle qu'il n'y aura plus à craindre d'amener par les manipulations une nouvelle rupture.

Le but à atteindre est :

1° D'amener un dégorgement des tissus au niveau du siège de la fracture ;

2° De rendre aux muscles de la région de la tonicité et d'enrayer leur marche naturelle vers l'atrophie.

3° De ramener de la souplesse dans les articulations du membre et plus particulièrement dans celles qui sont immédiatement sus et sous-jacentes à la fracture, car ce sont surtout celles-là qui presque toujours sont enraidies par suite de l'immobilisation prolongée et de la propagation inflammatoire qui s'y est faite.

TECHNIQUE.

La *technique* doit s'adapter à ce triple but.

Position du malade. — *Le malade est étendu sur le*

lit; la région à masser est maintenue soulevée par un coussin long.

Premier temps.

L'effleurage et les pressions peuvent être avantageusement pratiquées sur le membre entier de son extrémité à sa racine, en insistant davantage au niveau du siège de la fracture. Ils doivent pour le moins s'étendre de l'articulation située au-dessous de la fracture à l'articulation située au-dessus.

On utilisera :

Le *plat des pouces* s'il s'agit de masser une région pourvue de tendons ou dans laquelle l'os est pour ainsi dire à fleur de peau.

Tout au contraire, les pressions faites avec le *talon de la main* ou même à *poings fermés*, et combinées avec le pétrissage et les hachures, conviennent aux régions abondamment pourvues de muscles.

Ce temps est des plus importants, doit être fait avec le plus grand soin et durer de dix à quinze minutes.

Deuxième temps : *Mouvements passifs.*

Ce temps s'adresse aux articulations situées dans le voisinage de la fracture, au-dessus et au-dessous d'elle, principalement.

Ces manipulations sont les mêmes que celles que nous avons, dans les chapitres précédents, appris à appliquer à chaque articulation en particulier (s'y reporter).

Ne pas craindre de déployer une certaine force, ce

qui est à peu près sans danger, quand on a affaire à une fracture datant de deux mois et demi à trois mois.

Durée de ce deuxième temps : cinq minutes.

Troisième temps : *Mouvements actifs contrariés.*

Ils sont ici d'une importance capitale, en raison des bons effets qu'on obtient d'eux dans le traitement des muscles en voie d'atrophie (ce qui est toujours le cas dans les fractures).

La technique consistera à contrarier les mouvements propres :

1° A l'articulation située au-dessous de la fracture ;
2° A l'articulation située au-dessus.

Durée : cinq minutes.

La séance aura donc duré vingt minutes au moins et se terminera par :

1° Une douche locale (jet brisé) d'une durée de cinq minutes ;
2° La pratique par le malade d'une série de mouvements actifs.

CHAPITRE III

MASSAGE APPLIQUÉ AUX MALADIES DU SYSTÈME MUSCULAIRE.

On doit attendre les meilleurs effets du massage appliqué aux affections du système musculaire quand celles-ci relèvent :

1° D'une altération de cause locale dans la nutrition du muscle, altération qui, si on n'intervenait pas, aurait pour conséquence définitive et irrémédiable l'atrophie (telles les tendances à l'atrophie, consécutives à l'entorse, aux fractures, etc.).

2° D'un traumatisme ayant déterminé, dans l'épaisseur du muscle, la rupture de quelques fibrilles et la formation de quelques petits foyers sanguins intramusculaires (tels le coup de fouet, le lumbago et le torticolis d'origine traumatique).

3° D'un état inflammatoire subaigu, habituellement rapportable à la diathèse rhumatismale (et dont les plus communes manifestations sont le torticolis et le lumbago).

ATROPHIES MUSCULAIRES.

Le massage appliqué à un muscle ou à un groupe

musculaire dans le but d'exciter sa nutrition ne comporte aucune manipulation en dehors de celles que nous avons appris à pratiquer.

La technique seule est particulière en ceci, qu'elle ne comprend que deux temps.

Premier temps : *Effleurage et pressions.*

Ici on peut à la rigueur, mais nous ne le conseillons pas, enfreindre la loi générale qui a été établie relativement à la direction qu'on doit donner aux pressions méthodiques. C'est-à-dire qu'on peut les pratiquer dans tous les sens, aussi bien de bas en haut que de haut en bas.

Ces pressions seront exercées de plus en plus vigoureusement et suivies de toutes les manipulations que nous avons signalées comme s'adressant plus spécialement aux muscles (pétrissage, hachures, pincements).

Ce temps est important et doit avoir une durée de dix à douze minutes.

Deuxième temps : *Mouvements actifs contrariés.*

Pour arriver à une exécution méthodique il faudrait que le masseur connût le rôle physiologique de chacun des muscles qu'il doit masser. On ne saurait lui réclamer pareille science.

Un moyen peu scientifique, mais sûr toutefois, pourra tenir lieu de guide dans l'exécution de ce temps :

« *Le masseur opérera comme s'il s'agissait d'appliquer le temps des mouvements actifs contrariés* » *ou massage de l'articulation immédiatement sous-jacente aux muscles sur lesquels il veut agir*. (Exemple : pour appliquer ce deuxième temps aux muscles du mollet, le masseur contrariera les mouvements propres à l'articulation située au-dessous (articulation du cou-du-pied) et n'aura ainsi qu'à contrarier la flexion et l'extension du pied sur la jambe.)

Durée de ce temps : cinq minutes.

Terminer la séance par :

1° Un nouvel effleurage de la région (*talon de la main* ou *poing fermé*) ;
2° Une douche locale (jet plein) de cinq minutes de durée.

La même technique sera applicable aux affections d'ordre traumatique et rhumatismal. Toutefois, en raison de la localisation plus fréquente des affections de cette nature aux lombes et au cou (lumbago, torticolis), et plus encore en raison de la constitution anatomique de ces régions, qui sortent à ce titre du cadre tracé et imposent aux manipulations des modifications importantes, nous devons décrire en un chapitre particulier le traitement à appliquer :

1° Au lumbago ;
2° Au torticolis.

LUMBAGO.

Vulgairement dénommé : tour de reins.

Premier temps.

POSITION DU MALADE. — *Le malade se couche sur le ventre.*

L'effleurage est pratiqué sur toute la région des lombes et plus particulièrement au niveau des points douloureux. Il est poussé jusqu'à déterminer la rougeur de la peau et l'atténuation de la douleur, ce qui permet de pratiquer plus efficacement :

Les pressions. Celles-ci seront exercées principalement au niveau des saillies longitudinales musculaires, qui bordent à droite et à gauche la gouttière médiane qui correspond à la colonne vertébrale. Elles doivent s'étendre un peu sur les flancs et remonter bien au-dessus du point où est ressenti le maximum de douleur. En raison de l'épaisseur des masses musculaires sur lesquelles on doit agir, les pressions se font à poings fermés et sont suivies d'un pétrissage et surtout de hachures vigoureusement pratiquées. (Cette manipulation est reproduite dans la figure 8.)

Deuxième temps : *Mouvements passifs.*

POSITION DU MALADE. — *Le malade est placé sur le dos.*

Le masseur le saisit par la nuque, l'amène dans la position assise, position qu'il exagère en ployant le malade en avant jusqu'à un maximum qui varie avec la souplesse de la colonne vertébrale de chaque individu, mais qui dans tous les cas doit avoir pour limite l'excès de tension et de douleur ressenties par le malade.

1° C'est le **mouvement de flexion.**

Le mouvement en sens inverse qui replace le malade sur le dos est :

2° Le **mouvement d'extension.**

3° Les **mouvements de latéralité** (tronc porté à droite et à gauche) seront pratiqués de la façon suivante :

Le malade est assis sur le lit, les jambes étendues :

D'un bras le masseur enlace le bassin et le maintient fixe (cette précaution est indispensable pour que les mouvements de latéralité aient pour pivot la co-

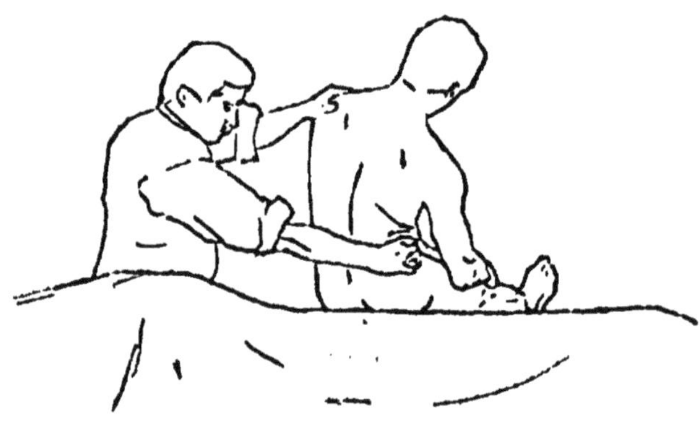

Fig. 24.

lonne vertébrale) (fig. 24). De l'autre, il repousse le tronc dans un premier mouvement, l'attire à lui dans un deuxième de façon à lui faire décrire les mouvements d'un balancier de pendule.

4° Le **mouvement de torsion** sera ainsi obtenu :

Le malade est assis sur son lit.

Le masseur le saisit par les deux épaules et imprime au tronc des mouvements de torsion à droite, puis à gauche, comme pour amener le malade à regarder derrière lui (fig. 25).

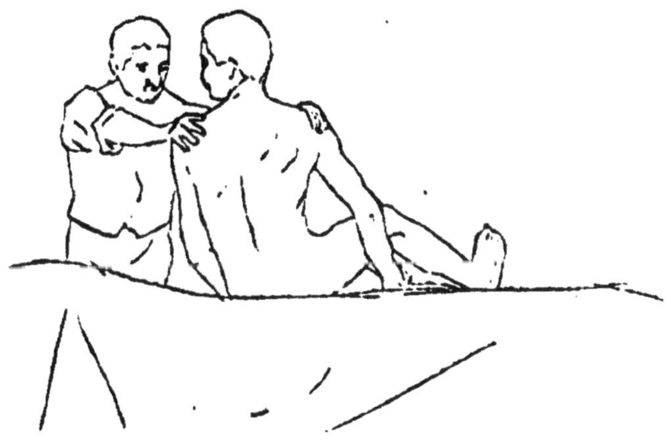

Fig. 25.

Chacun de ces quatre mouvements doit être exécuté lentement, être poussé le plus loin possible, et reproduit une dizaine de fois.

Troisième temps : *Mouvements actifs contrariés.*

Ce temps consiste comme toujours dans la reproduction de la série des mouvements qui constituent le deuxième temps. Il y a seulement un changement de rôle. Le malade est engagé à les faire lui-même, tandis que le masseur les empêche.

Ils seront exécutés dans le même ordre, avec la

même lenteur et un même nombre de fois que les mouvements passifs.

La séance ne sera terminée par une douche lombaire (à jet plein) que si le médecin en a fait la prescription. Car cette même douche, qui constitue un

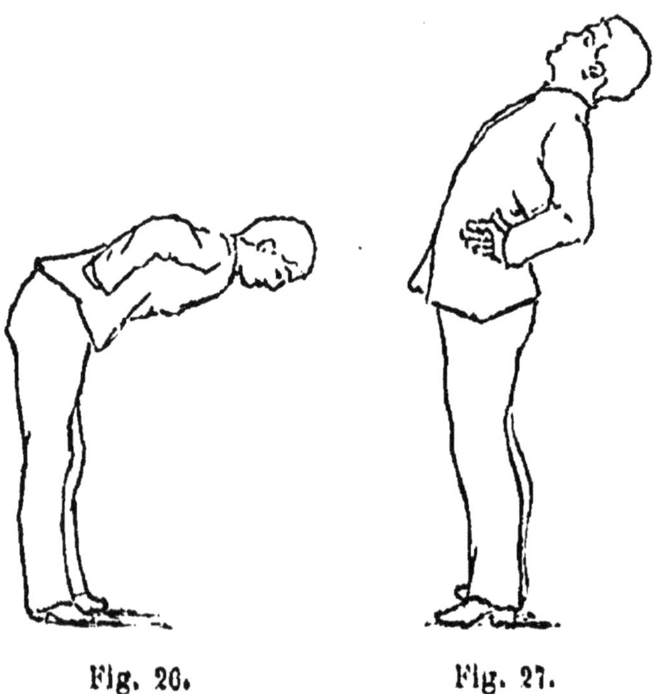

Fig. 26. Fig. 27.

complément indispensable dans la thérapeutique du lumbago traumatique, pourrait être nuisible si elle était appliquée à un malade rhumatisant.

En revanche *les mouvements actifs* seront prescrits dans tous les cas et aideront beaucoup à l'obtention du résultat cherché. Ils pourront être prolongés fort longtemps, d'un quart d'heure à trente minutes.

Pour les exécuter, le malade sera debout et pratiquera successivement :

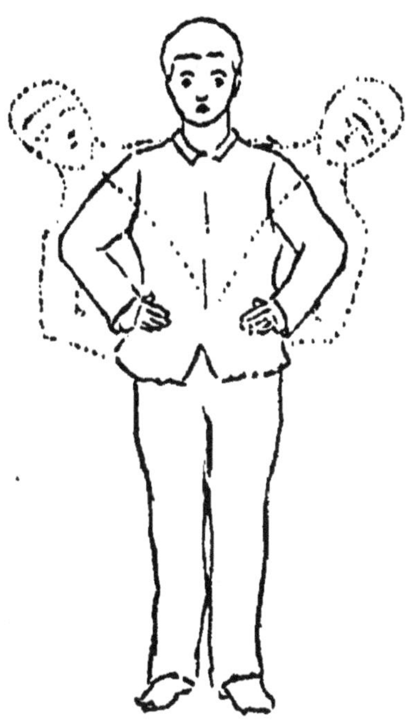

Fig. 28.

La flexion (fig. 26).
L'extension (fig. 27).
Les mouvements de latéralité (fig. 28).
Les mouvements de torsion.

TORTICOLIS.

On désigne sous ce nom une attitude particulière de la tête, qui au lieu d'être droite est maintenue penchée soit sur les côtés, soit moins souvent, en avant ou en arrière, par une contracture douloureuse de certains muscles du cou.

Le plus souvent, ce sont les muscles des côtés du cou qui sont contracturés et qui maintiennent la tête penchée sur l'épaule, tandis que la face du malade regarde au contraire sur l'épaule opposée. Il est facile de retrouver la cause de cette attitude. Au toucher, en effet, les muscles du côté fléchi sont durs et donnent la sensation de cordes tendues de derrière l'oreille au sternum, en avant, et sur les côtés au moignon de l'épaule (fig. 29 et 30).

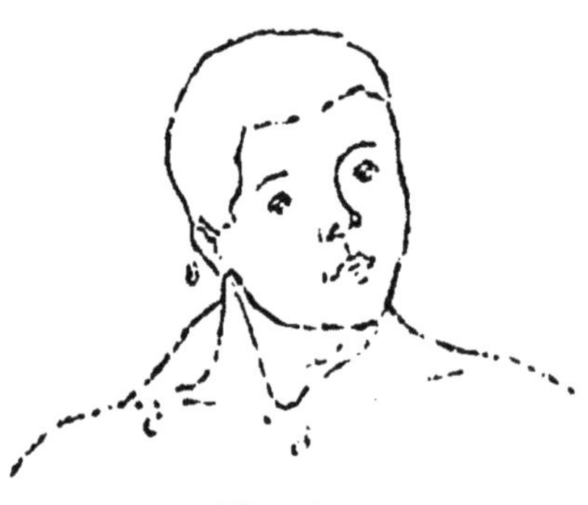

Fig. 29.

La technique est analogue à celle du lumbago et comprend aussi *trois* temps, dont l'exécution est suivie parfois d'une douche, mais toujours de la pratique d'une série de mouvements actifs.

Premier temps. — *Effleurage et pressions.*

L'effleurage, d'abord léger, va en s'accentuant de façon à rendre moins douloureuse l'application des pressions.

Les pressions consistent en passes douces d'abord, plus énergiques ensuite, pratiquées *avec le plat des quatre doigts.*

Elles commencent derrière l'oreille et s'étendent ensuite en avant jusqu'à la naissance du cou au niveau du sternum (fig. 30, B B), en suivant le trajet inqué par le muscle tendu et contracté sur les côtés, suivant la direction BC, pour aboutir au moignon de l'épaule.

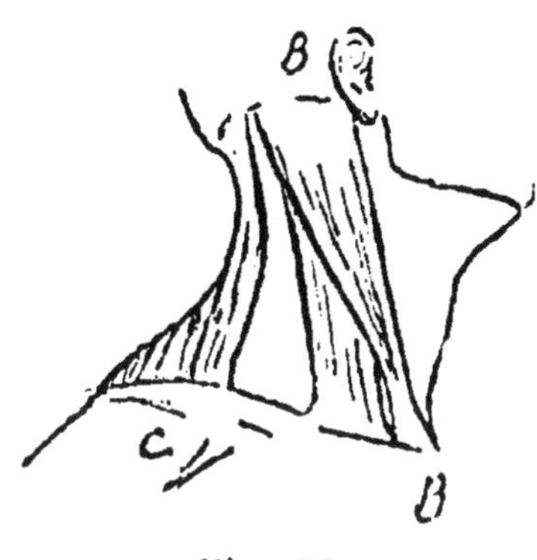

Fig. 30.

A ces pressions succède le pétrissage de ces mêmes masses musculaires contractées. Les hachures, qui seraient ici très utiles, doivent être soigneusement évitées sur la région latérale du cou (ligne BB), mais peuvent être pratiquées suivant la ligne BC.

Durée : cinq minutes.

Deuxième temps : *Mouvements passifs.*

Le masseur saisit entre ses deux mains la tête du malade à la hauteur des tempes, et lentement :

1° *La fléchit en avant.* — Le maximum de flexion est atteint quand le menton est mis en contact avec la base du cou.

2° *La fléchit en arrière.* — L'extension a son maximum quand le malade est arrivé à être dans l'attitude d'un homme qui regarderait directement au-dessus de lui.

3° *La fléchit à droite.*

4° *La fléchit à gauche.* — La flexion à droite ou à gauche est à son plus haut degré quand l'oreille est près d'effleurer l'épaule.

5° *Lui imprime un mouvement de rotation*, pour amener le malade à regarder derrière lui : soit à droite, soit à gauche. Cette rotation maximum est acquise quand le menton est arrivé à se placer presque au-dessus de l'épaule vers laquelle la tête doit être tournée.

Ces mouvements seront répétés cinq fois chacun.

Troisième temps : *Mouvements actifs contrariés.*

Les mêmes mouvements que ci-dessus sont répétés par le malade et contrariés par le masseur.

La douleur est quelquefois grande, mais elle aura été fortement atténuée par les manipulations précédentes, et le malade devra la surmonter s'il veut hâter sa guérison.

La douche. — Si elle a été prescrite par le médecin, sera d'une durée de deux minutes et donnée :

En jet brisé : sur la région antéro-latérale du cou.
En jet plein : sur la nuque (voy. chap. HYDROTHÉRAPIE).

Ce serait laisser le traitement incomplet que de ne pas le terminer par une série de mouvements actifs.

CHAPITRE IV

MASSAGE APPLIQUÉ AUX MALADIES DES NERFS.

On peut retirer de bons et sérieux résultats du massage appliqué à deux affections des nerfs, toutes deux caractérisées par un phénomène commun : la douleur. Ces affections sont :

1° *La névralgie* (ou simple état douloureux du nerf).

2° *La névrite*, maladie dans laquelle la douleur est due à l'état inflammatoire des éléments du nerf.

Dans ces deux cas, le masseur doit se proposer de masser très exactement sur le *trajet* du nerf douloureux, afin d'arriver, par des pressions bien directes, à modifier la nutrition intime du cordon nerveux et à déterminer la résorption d'épanchements inflammatoires qui, dans le cas de névrite surtout, se seront toujours produits.

Quel que soit d'ailleurs le mécanisme de la guérison, ce qui importe c'est que le nerf soit massé sur tout son trajet et très exactement sur ce trajet : Or le masseur ne saurait avoir la prétention d'arriver jamais à faire son éducation sur ces points difficiles de l'anatomie.

Mais cette lacune peut être comblée en recourant à un bien simple artifice.

« Que le médecin qui a prescrit le massage pour un cas de névralgie ou de névrite, prenne soin de tracer sur la peau de son malade, au moyen d'un crayon de nitrate d'argent, là où les lignes qui devront correspondre à l'application des manipulations. »

Cette indication graphique ne s'effaçant que très lentement (en huit ou quinze jours), le masseur aura eu tout le temps nécessaire pour apprendre à aller ensuite sans guide.

TECHNIQUE.

La technique est des moins compliquées. Elle consistera dans l'application du premier temps *seul* (effleurage et pressions), s'il s'agit de masser des nerfs du tronc ou de la tête.

Que l'on fera suivre de l'exécution des deux autres temps, s'il s'agit d'intervenir sur des membres.

Prenons comme exemple des cas relevant du massage fait en un seul temps, d'abord, puis en trois temps, deux névralgies pour lesquelles on a le plus fréquemment à recourir au massage :

1° La névralgie intercostale;
2° La névralgie sciatique.

NÉVRALGIE INTERCOSTALE.

Le trajet indiqué au crayon sera ici celui d'une ligne marchant parallèlement aux côtes dans un espace intercostal et s'étendant de la colonne vertébrale (en arrière) jusqu'au sternum (en avant).

La technique ne comportera qu'un temps.

1° *L'effleurage.* — Comme tout effleurage appliqué au traitement des névralgies ou des névrites, il devra être pratiqué avec beaucoup de délicatesse au début ; le plus léger attouchement éveille parfois une très grande douleur. Ce ne sera donc que très lentement (en dix minutes ou un quart d'heure, si cela est nécessaire) qu'on en arrivera à augmenter l'énergie de la friction de façon à rendre possibles :

2° *Les pressions méthodiques.* — Qui seront faites avec le *plat des pouces* et en suivant d'arrière en avant la ligne figurée au crayon.

On douche ou on ne douche pas le malade (jet brisé dirigé sur la région qui vient d'être massée) suivant que l'indication est ou n'est point portée sur la feuille de massage.

NÉVRALGIE SCIATIQUE.

Le tracé au crayon indiquera que les pressions devront être exercées tout le long d'une ligne qui, partie du milieu de la fesse, suit la région postérieure de la cuisse (exactement en son milieu) et qui, arrivée au milieu du creux du jarret, se bifurque en deux lignes dont l'une suit le trajet de la ligne primitive (descendant ainsi sur la face postérieure du mollet, et jusqu'au cou-de-pied), tandis que la seconde se porte en dehors de la jambe, qu'elle longe ainsi sur son côté externe jusqu'à la malléole externe (cheville) (voy. les lignes pointillées de la figure 36).

TECHNIQUE.

Le malade est couché étendu sur le ventre.

Premier temps.

L'effleurage. — Mêmes recommandations que pour l'effleurage à appliquer au traitement des névralgies intercostales.

Pressions. — Les faire :

1° *Avec le plat des pouces* tout le long du trajet.

2° *A poing fermé*, sur les masses musculaires voisines, dont l'épaisseur autorise, en outre, l'intervention par le pétrissage et des hachures vigoureusement appliquées (hachures qui devront être, on le sait, soigneusement évitées au niveau du creux du jarret).

Deuxième temps : *Exercices passifs.*

Ici ils ont un but tout particulier. Celui d'amener le membre dans une attitude telle que le nerf soit à un moment donné tendu comme une corde de violon. (Cette extension (élongation) est considérée en effet comme une sorte de massage intime des plus efficaces.)

On ajoute en plus la pratique des exercices musculaires dont l'exécution est pour le malade la plus difficile par suite de la douleur qu'elle fait naître.

TECHNIQUE DU DEUXIÈME TEMPS.

Le malade se couche sur le dos.

1° La jambe est maintenue solidement étendue sur la cuisse par une main appliquée sur le genou, tandis que l'autre saisit en dessous le talon du malade. Le membre inférieur ainsi maintenu droit et inflexible

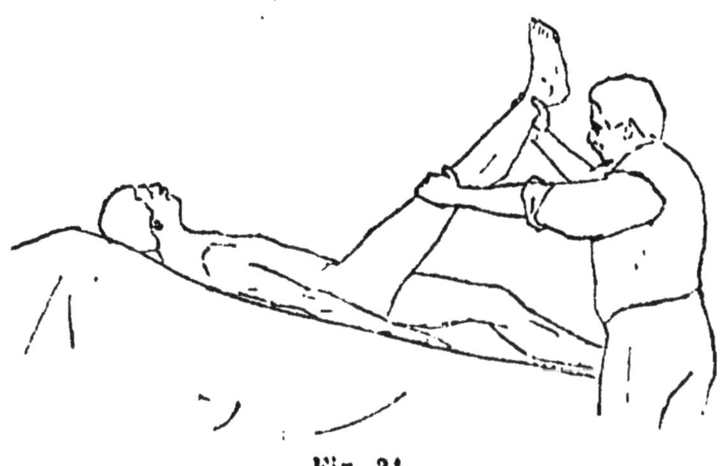

Fig. 31.

(fig. 31) au niveau de l'articulation du genou, est fléchi en avant (par flexion de l'articulation de la hanche). Ce mouvement n'a pour limite que la douleur extrême ressentie par le malade à mesure que s'accroissent les tiraillements sur le nerf.

En effet, sur un malade endormi et insensibilisé par le chloroforme on arrive aisément à pouvoir appliquer la cuisse contre la paroi abdominale.

Ce mouvement de flexion doit être exécuté dix fois par séance en moyenne.

2° On pratique des mouvements de rotation.

Le malade reste allongé sur le dos, les talons rapprochés l'un de l'autre.

Le masseur saisit les pieds au niveau des orteils et

les écarte l'un de l'autre le plus possible, les talons restant toujours en contact.

Ce mouvement est aussi reproduit une dizaine de fois.

Troisième temps : *Mouvements actifs contrariés.*

Ce temps n'acquiert de l'importance que lorsque la névralgie ou la névrite s'accompagnent de dégénérescence des muscles et que ceux-ci tendent à s'atrophier. C'est alors à eux seuls que le masseur s'adresse en contrariant les mouvements des articulations qu'ils mobilisent. Ici le masseur devra reproduire les mouvements actifs contrariés tels qu'il a appris à les pratiquer pour l'articulation de la hanche et pour celle du genou. Le plus souvent il pourra se contenter de contrarier uniquement le mouvement d'extension de la cuisse, en maintenant soulevé au-dessus du lit le talon du malade qui fera au contraire effort pour l'abaisser.

Une douche (à plein jet, dirigée tout le long des lignes tracées) termine presque toujours fort utilement la séance.

Durée : deux minutes.

On peut en outre, pour parfaire le traitement, soumettre le malade à la pratique d'une série de mouvements actifs, qui seront les suivants :

a. Le malade étant assis,

Croise ses cuisses l'une sur l'autre (dix ou quinze fois).

b. Le malade étant debout,

Pratique une série d'accroupissements, les talons étant réunis et les genoux tournés en dehors.

CHAPITRE V

MASSAGE APPLIQUÉ AUX MALADIES DU SYSTÈME LYMPHATIQUE.

Dans certaines maladies des ganglions lymphatiques (hyperplasie simple, tendance à la transformation fibreuse d'adénites passées à l'état chronique, etc.), affections plus particulièrement localisées à la région du cou, le massage peut donner de bons résultats.

La technique tiendra tout entière dans cette recommandation : Après un effleurage de la région (pratiqué de haut en bas) le masseur cherchera à saisir à pleine main le plus possible, moins que par une sorte de pincement, les noyaux ganglionnaires indurés, qu'il malaxera, pétrira, pendant un certain temps qui sera celui de la durée de la séance (cinq à dix minutes).

Il terminera par quelques pressions méthodiques, un nouvel effleurage, exercés du *plat des pouces* et toujours de la périphérie vers le cœur (voy. fig. 1, AA.)

Nous ne disons rien de la difficile technique qui réglemente l'application du massage à certaines catégories d'affections plus médicales que chirurgicales, et pour lesquelles d'ailleurs ce mode thérapeutique est loin d'avoir une efficacité universellement reconnue. C'est ainsi que nous ne traiterons pas du massage appliqué aux maladies du cœur, aux affections oculaires, etc.

En raison des dangers auxquels pourrait être exposé le malade par un massage mal appliqué, il est indispensable que le médecin qui croit pouvoir compter sur les effets en pareils cas de la massothérapie, pratique lui-même les manipulations.

Un masseur ne saurait en de semblables circonstances faire qu'œuvre nuisible et que nous devons lui conseiller de ne jamais entreprendre.

CHAPITRE VI

MASSAGE DE L'ABDOMEN.

La cavité abdominale (abdomen, ventre), constitue la partie inférieure du tronc : sa limite supérieure serait à peu près indiquée par une ligne circulaire tracée autour du tronc au niveau du creux de l'épigastre (creux de l'estomac). Sa limite inférieure est la limite inférieure du tronc lui-même, et correspond à la ceinture osseuse du bassin (hanches).

La cavité abdominale contient :

1° Les organes de la digestion (estomac, intestins) et leurs glandes annexes (foie, rate, pancréas);

2° Les organes qui président à la fonction urinaire (reins, uretères, vessie);

3° Chez la femme on trouve en plus : l'utérus (matrice) et ses annexes : les ovaires, les trompes et les ligaments larges).

Le massage n'aura jamais à s'adresser que très indirectement à la fonction urinaire. Ce ne sera que dans des cas bien exceptionnels, et lorsque les reins devront être ménagés contre l'action directe des médicaments dits diurétiques (auxquels le médecin a recours habituellement, quand il est besoin d'activer la sécrétion des urines), qu'on pourra chercher à exciter cette sécrétion par un massage dont la technique pourra être calquée sur celle qui est ci-dessous décrite et appliquée au massage intestinal.

On devra y ajouter toutefois un temps spécial, qui consistera, le malade étant placé sur le ventre, à agir sur la région lombaire (à droite et à gauche de la colonne vertébrale) par du pétrissage et des hachures pratiquées comme dans le massage du lumbago (voy. plus haut).

MASSAGE INTESTINAL.

Le massage des organes de la digestion (estomac, intestins) possède une efficacité incontestée. Il constitue un excellent mode thérapeutique d'affections bien diverses, qui s'appellent : « dilatation de l'estomac, entéroptose (chute, relâchement des masses intestinales), dilatation des côlons, constipation, hémorroïdes, etc., » peu en importe la variété au masseur. Ce qu'il faut que celui-ci sache, c'est que le plus souvent son intervention aura pour but :

1° De réveiller par le massage la tonicité des fibres musculaires dont sont constituées en grande partie les parois de l'estomac et celles du tube intestinal, et qui ont pour rôle, en se contractant, de modifier, de rapetisser par place le calibre de l'estomac et des intestins, et par suite de faire cheminer dans la direction de l'anus, toutes les matières alimentaires et fécales que ces organes pourraient contenir;

2° De porter pour ainsi dire secours aux parois stomacale et intestinale affaiblies, et cela en exerçant au travers de l'épaisseur de la paroi abdominale sur les organes digestifs sous-jacents, des pressions combinées dont l'effet sera d'activer la circulation du contenu intra-intestinal. C'est assez dire que le masseur aura à se souvenir constamment qu'il ne doit masser que dans *un seul sens*, celui qui est suivi par les matières alimentaires marchant de l'estomac vers l'anus. Le masseur aura en outre à faire porter sur des points spéciaux ses efforts de massage, selon qu'il s'agira d'agir plus spécialement sur telle ou telle partie du tube digestif. Il est donc indispensable que le masseur ait appris à voir pour ainsi dire au travers de la paroi abdominale, quelles sont les différentes parties du tube digestif sur lesquelles porteront ses manipulations. Quelques notions de topographie abdominale devront lui être familières.

En étudiant avec nous les figures 32 et 33, il pourra

acquérir sur ce sujet non pas des connaissances anatomiques dont il n'a nul besoin, mais uniquement et ce qui suffira, la possibilité d'interpréter rationnellement tous ses actes.

La paroi abominale recouvre *directement* les organes de la digestion (estomac et intestins), en sorte qu'en agissant par des pressions sur celle-ci, on peut jusqu'à un certain degré atteindre ceux-là. Sur un sujet maigre, il est même possible, quand la paroi abdominale est placée en état de relâchement, d'arriver en pinçant profondément cette paroi à saisir en même temps qu'elle les parois de l'estomac et du gros intestin, surtout quand ces organes sont dilatés et inertes. Mais ce sont là manipulations d'un mécanisme difficile et qui devront être délaissées par le masseur.

Les aliments, après avoir fait un plus ou moins long séjour dans la bouche (pour être, là, soumis à une mastication s'il s'agit d'aliments solides), tombent dans l'œsophage (voy. fig. 32, OE) et de là dans l'estomac, où leur digestion se fait en partie.

L'estomac (E), quand il est normal, présente la conformation et, toutes proportions gardées, les dimensions qui lui ont été données dans la figure 32. Mais dans certains états pathologiques (ceux précisément auxquels le massage devra chercher à porter remède), il se distend, se relâche au point que son bord inférieur s'abaisse plus ou moins bas dans la cavité abdominale, pouvant atteindre le niveau de l'ombilic et encore au delà de ce point.

De l'estomac les matières alimentaires passent dans cette portion d'intestin (IG, fig. 32, l'intestin grêle) qui enroulée sur elle-même comme un peloton de ficelle occupe plus spécialement la portion moyenne de l'abdomen. Son extrémité inférieure débouche à angle droit dans la deuxième portion du tube intestinal, ou gros intestin.

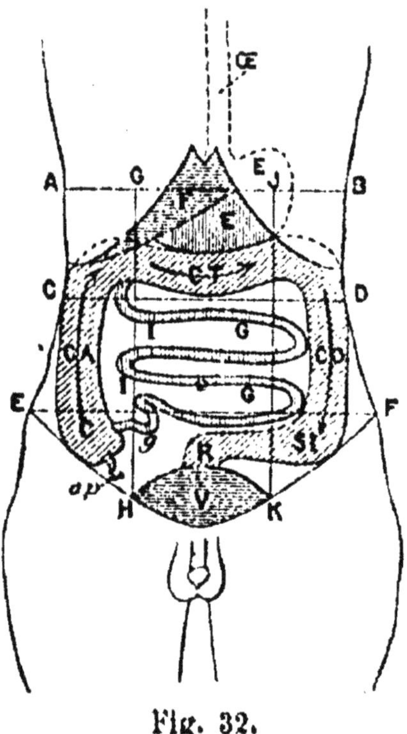

Fig. 32.

Le gros intestin commence en C (fig. 32) par une portion renflée appelée cæcum (siège fréquent d'affections nécessitant une intervention par le massage), et s'étend de là en enveloppant ou mieux en encadrant toute la masse intestinale centrale, et décrivant autour d'elle comme un vaste point d'interrogation, ou encore une sorte de quadrilatère dont le côté inférieur manquerait, en partie.

La portion droite ascendante est le côlon ascendant (CA).

La portion horizontale transverse est le côlon transverse (CT).

La portion gauche descendante est le côlon descendant (CD), dont les portions les plus inférieures, celles qui sont contenues dans le bassin, ont reçu le nom d'S iliaque (SI), et plus bas de rectum (R.).

Chacun des organes de la digestion, estomac et intestin, et dans ce dernier même chacune des parties qui le constituent, ont non seulement avec la paroi abdominale des rapports de contact direct, mais encore des rapports toujours identiques, chez tous les sujets. C'est à dire que chez tous les sujets le même point de la paroi abdominale est en rapport avec la même portion du tube digestif. Voici maintenant quelle application pratique nous pouvons faire de cette donnée anatomique.

Si sur la paroi abdominale (fig. 33) limitée en haut par la ligne horizontale AB passant par le creux épigastrique, en bas par le rebord osseux du bassin, nous prenons l'ombilic pour centre de figure et si nous traçons à quatre travers de doigts au-dessus et à quatre travers de doigts au-dessous de lui les deux lignes horizontales CD et EF, nous déterminerons trois zones superposées qui s'appelleront en allant de haut en bas :

1° Zone épigastre;
2° — ombilicale;
3° — hypogastrique.

En outre si, à quatre travers de doigts environ à

gauche et à droite de l'ombilic, nous faisons passer les perpendiculaires KL et MN, on verra que chacune des zones précédentes est subdivisée en trois régions (une moyenne et deux latérales) qui affectent avec les organes sous-jacents les rapports reproduits dans le

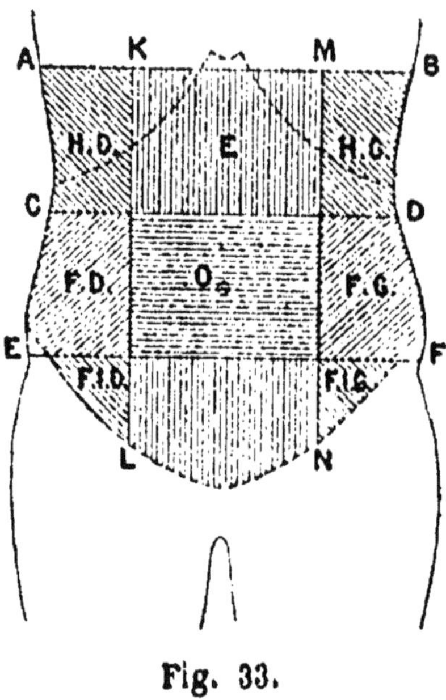

Fig. 33.

dessin de la figure 32 et indiqués dans le tableau ci-contre.

Ces quelques connaissances maintenant acquises nous pouvons aborder la technique du massage abdominal, non pas tel que le pourrait pratiquer un médecin, mais tel qu'il peut et doit être fait par un infirmier.

Tableau indiquant les rapports des différentes régions de la paroi abdominale avec les principaux organes contenus dans l'abdomen (voy. fig. 32 et 33).

		PREMIÈRE ZONE.		DEUXIÈME ZONE.		TROISIÈME ZONE.	
PARTIE MOYENNE		E Région épigastrique.	Estomac portion inférieure).	O Région ombilicale.	I G Intestin grêle.	H Région hypogastrique.	Vessie (V). En plus chez la femme (utérus et annexes).
PARTIES LATÉRALES	Droite	H D Région de l'hypochondre droit.	Foie (F). Vésicule biliaire.	F D Région du flanc droit.	Rein droit. Côlon ascendant (C A).	F I D Région de la fosse iliaque droite.	Cæcum. Annexes droits de l'utérus dans certaines affections de ces organes.
	Gauche	H G Région de l'hypochondre gauche.	Partie supérieure de l'estomac. Rate.	F G Région du flanc gauche.	Rein gauche. Côlon descendant.	F I G Région de la fosse iliaque gauche.	S iliaque (terminaison du gros intestin). Annexes gauches de l'utérus dans certaines affections de ces organes.

TECHNIQUE.

Cette technique doit nécessairement comprendre :

1° Des indications générales applicables à tous les cas de massage abdominal (ou technique générale).

2° L'exposé des modifications à apporter à la technique générale selon qu'on se proposera d'agir plus spécialement sur telle ou telle partie de l'appareil gastro-intestinal. Nous aurons donc :

a. Une technique du massage de l'estomac.
b. — — de l'intestin.

1° INDICATIONS GÉNÉRALES DE TECHNIQUE.

Position du malade. — *Couché sur le dos, la bouche entr'ouverte, les cuisses légèrement ramenées en flexion sur le ventre. Cette attitude a pour effet de relâcher les muscles de la paroi abdominale. Si cette paroi restait en effet tendue au-devant de la masse intestinale, les efforts du masseur ne sauraient avoir aucune action sur cette dernière. Le masseur mettra donc toute son attention à obtenir un complet degré de relâchement de la paroi de l'abdomen avant de commencer toute manipulation.*

Attitude du masseur. — Non pas assis, mais debout à côté du lit, de façon que le poids du corps contribue à augmenter l'effet des pressions.

Le massage comprendra trois temps :

Premier temps.

Il est le plus important des trois et devra durer de 6 à 10 minutes.

Il consistera en :

a. *Frictions.* — Pratiquées *avec le plat* et mieux *avec le talon de la main* préalablement réchauffé de telle sorte qu'on évite au malade la sensation pénible d'attouchement par un corps froid, ce qui amènerait, par action réflexe, la tension de la paroi abdominale qu'il faut à tout prix éviter. Dans ce même but les frictions seront faites légèrement au début, de façon à n'être pas douloureuses et à ne pas surprendre le malade.

b. *Pressions méthodiques.* — Elles auront pour caractère essentiel d'être pratiquées toujours dans un seul et même sens, celui du courant alimentaire (voir l'indication qui en est donnée par les flèches (fig. 32). En plus, elles seront faites lentement et avec assez de force pour que chaque pression arrive à déprimer fortement le ventre du malade.

c. *Hachures.* — Légèrement appliquées du rebord cubital de la main sur la paroi abdominale. Elles auront pour effet d'amener par action réflexe des contractions du tube gastro-intestinal.

Deuxième temps : *Mouvements actifs contrariés.*

Destinés à provoquer à son maximum la contraction volontaire des muscles de la paroi abdominale, ce qui amène le malade à masser pour ainsi dire lui-même ses intestins à l'aide de sa paroi abdominale.

Ils seront identiques à ceux que nous avons décrits au troisième temps du massage dans le lumbago (voy. plus haut) et consisteront par conséquent à inviter le malade à faire des efforts pour reprendre une série de fois sur son lit la position assise, tandis que le masseur s'opposera à l'exécution de ce mouvement.

Troisième temps : *Mouvements actifs.*

Ces mouvements exécutés par le malade lui-même ont dans le massage intestinal une grande importance et en constituent avec le premier temps la phase la plus importante.

Ils consistent à faire exécuter par le malade debout une série de mouvements de flexion du corps :

En avant,
En arrière,
Sur les côtés.

Ils sont en tout point ceux qui ont été décrits dans le lumbago (voy. plus haut et fig. 26, 27, 28).

Durée : dix minutes.

2° TECHNIQUES PARTICULIÈRES.

MASSAGE DE L'ESTOMAC.

La technique en est particulière en ceci : les trois temps précédemment décrits dans la technique générale doivent être exécutés en apportant au premier temps les modifications suivantes :

Premier temps.

Les efforts du masseur doivent s'adresser tout particulièrement à l'estomac. Cet organe, quand il n'a que ses dimensions normales, est sous-jacent à la région épigastrique et à la région de l'hypochondre gauche. Cette dernière région ne saurait subir que difficilement et sans grand résultat les effets d'un massage, étant donné que les fausses côtes rendent sa paroi non dépressible. Mais il arrive le plus souvent qu'on doit agir sur un estomac fortement dilaté, et qui par suite de son développement arrive à être sous-jacent, en outre des deux régions précédentes, à la région du flanc gauche et à celle de l'ombilic.

Les manipulations devront donc être pratiquées au niveau de ces régions et dans une direction telle que les pressions agissent de haut en bas et de gauche à droite, rayonnant ainsi de l'hypochondre et du flanc gauches vers les régions épigastrique et ombilicale.

Durée du premier temps : dix minutes à un quart d'heure.

On pourra toujours et très utilement terminer le premier temps par des manipulations faites sur les autres portions de l'intestin, et de la façon qui est décrite ci-dessous.

Les deuxième et troisième temps sont identiques aux deuxième et troisième temps indiqués dans la technique générale.

MASSAGE DE L'INTESTIN.

Les manipulations devront successivement porter :

1° Sur l'intestin grêle ;
2° — cæcum ;
3° Sur le côlon ascendant ;
4° — transverse ;
5° — descendant (en y comprenant l'S iliaque).

Selon l'indication fournie par la feuille de massage, le masseur devra modifier légèrement sa technique en insistant plus ou moins sur les portions d'intestin qui lui sont signalées comme devant être plus particulièrement l'objet de ses préoccupations. C'est ainsi que :

1° **Dans la pérityphlite**, il aura à s'attarder au massage de la région de la fosse iliaque droite, qui correspond comme on le sait au cæcum.

2° **Dans la dilatation colique**, il insistera sur les pressions qui doivent s'adresser au côlon ascendant, transverse ou descendant.

3° **Dans la constipation**, il devra plus particulièrement masser la fosse iliaque gauche au niveau de laquelle est placée l'S iliaque, lieu de séjour des matières fécales accumulées en état de rétention.

Le masseur n'oubliera jamais que toutes ses manipulations quelles qu'elles soient doivent être pratiquées de façon à pousser dans la direction de l'anus les matières solides ou gazeuses qui peuvent être contenues dans l'intestin.

TECHNIQUE.

Elle aura aussi trois temps :

Premier temps.

1° La main posée à plat sur la région ombilicale, exerce en ce point et en déprimant le plus possible la paroi abdominale, une série de pressions circulaires (durée 5 à 6 minutes).

2° De là, la main du masseur glisse vers la région de la fosse iliaque droite, qu'elle masse plus ou moins longtemps.

3° De ce point, la main remonte vers le flanc droit pour décrire autour de l'abdomen, et cela une dizaine de fois de suite (en reprenant au niveau du cæcum quand la main est arrivée au bout de sa course), le *point d'interrogation* qui correspond à la direction du gros intestin (voy. fig. 32).

Les manipulations passent ainsi de la région iliaque droite à la région du flanc droit (côlon ascendant), pour se continuer au travers de la région épigastrique (côlon transverse) et redescendre en parcourant de haut en bas les régions du flanc et de la fosse iliaque gauches (côlon descend et S iliaque).

Les deuxième et troisième temps sont pratiqués comme il a été décrit à la technique générale.

Une douche de deux minutes de durée, *en jet brisé* et dirigé sur la paroi abdominale, ne sera donnée comme complément de la séance, qu'autant que la prescription médicale en aura été faite.

DU MASSAGE GYNÉCOLOGIQUE.

On désigne par ce qualificatif le massage appliqué au traitement d'un certain nombre d'affections des organes génitaux internes de la femme.

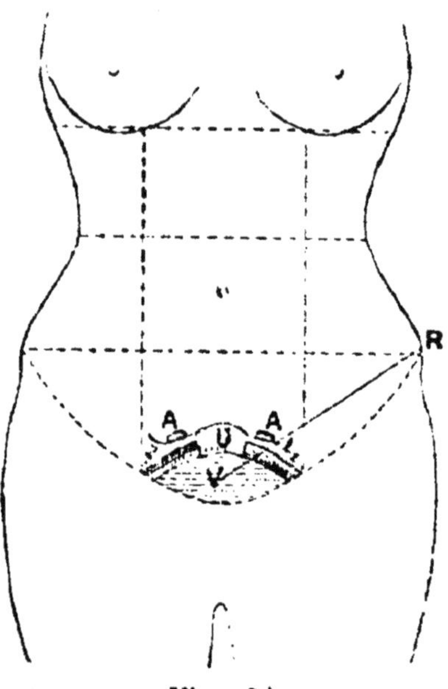

Fig. 31.

Les organes génitaux internes de la femme sont situés profondément dans le petit bassin, derrière la vessie (voy. fig. 34), et il n'est possible d'agir efficacement sur eux, par des pressions exercées sur la paroi abdominale, que lorsque par suite de certains états pathologiques, ils sont venus établir, pour ainsi dire, domicile dans la partie inférieure de l'abdomen. Dans ces cas, ils correspondent à la troisième zone de la paroi abdominale.

Ces organes comprennent :

Au centre, l'utérus (voy. fig. 34) qui correspond à la région hypogastrique.

Latéralement, les annexes de l'utérus (A), ovaires, trompes, ligaments larges, que l'on pourra atteindre en déprimant fortement la paroi abdominale au niveau des fosses iliaques droite et gauche.

En raison des rapports peu immédiats que ces organes ont avec la paroi abdominale, il ne faut point s'attendre à tirer du massage un bénéfice certain. Il ne saurait que venir en aide à une thérapeutique plus complète.

L'utérus est surtout difficile à atteindre, à moins que cet organe n'ait acquis pathologiquement (comme il arrive dans les cas de tumeurs utérines), ou physiologiquement (comme dans la grossesse), un volume qui en ait augmenté fortement les dimensions primitives. Lorsque l'utérus a son volume normal, le massage ne saurait l'atteindre que pratiqué par la voie vaginale, et dans ce cas ne pourrait relever que de l'intervention du médecin lui-même.

Les annexes sont mieux à portée et les pressions faites sur la paroi abdominale peuvent utilement retentir sur eux et amener un effet thérapeutique.

Le but que le plus souvent on se propose d'atteindre par le massage gynécologique est d'agir contre les états inflammatoires chroniques des annexes de l'utérus.

Quoi qu'il en soit et quand le *médecin l'aura prescrit*, voici à quel procédé de technique il y aura lieu de s'adresser :

TECHNIQUE.

Position de la malade. — *Celle qui a été indiquée pour le massage abdominal.*

La malade aura pris soin d'aller un peu avant la séance à la garde-robe, de façon à avoir ainsi vidé sa vessie.

La masseuse, debout à droite ou à gauche de la malade, pratique à l'aide *du talon de la main* une série de frictions douces et superficielles d'abord, plus profondes ensuite, de façon à déprimer le plus possible la paroi abdominale.

Ces manipulations seront pratiquées à droite ou à gauche ou bien sur un seul côté seulement, selon qu'il sera indiqué sur la feuille de massage. Elles seront dirigées sur le trajet d'une ligne qui, de l'épine iliaque gauche ou droite aboutirait au-dessus du pubis (voy. R A, fig. 34), traversant ainsi obliquement dans leur partie la plus inférieure, les régions de la fosse iliaque et de l'hypogastre.

Quelques pressions pratiquées circulairement autour de la région hypogastrique termineront la séance, qui aura une durée variable selon les cas, mais dont la moyenne peut aller de dix minutes à un quart d'heure.

CHAPITRE VII

DU MASSAGE GÉNÉRAL DIT MASSAGE HYGIÉNIQUE.

Le massage général peut être prescrit :

1° **Dans un but thérapeutique** (contre la neurasthénie, contre l'anémie), quelles qu'en soient les causes (syphilis, fièvre intermittente, etc.).

2° **Dans un but simplement hygiénique.** Il a pour effet d'exciter la nutrition des tissus, en activant la circulation et en favorisant ainsi l'élimination des déchets interstitiels, et leur remplacement par des éléments neufs. Il consiste en un massage de toutes les régions du corps, et pour chacune d'elles dans des manipulations s'adressant successivement :

a. A la peau.
b. Aux masses musculaires.
c. Aux articulations.

L'ensemble des régions peut être décomposé en quatre départements :

I. — Les membres supérieurs;
II. — Les membres inférieurs;
III. — Le tronc (subdivisé en région antérieure et postérieure);
IV. — Le cou.

TECHNIQUE.

Position du malade. — *Le malade s'étend nu sur le lit de massage; mais une couverture ou un drap servent à protéger contre le refroidissement les régions sur lesquelles le moment d'intervenir n'est pas encore venu. Avec un peu de pratique, le masseur peut arriver à ne donner à la séance qu'une durée de vingt à trente minutes.*

I. — MASSAGE DES MEMBRES SUPÉRIEURS.

Comprend le massage appliqué :

A la main,
A l'avant-bras,
Au bras,
A l'épaule.

On doit masser successivement chacun des membres supérieurs, et à chacun d'eux pratiquer des manipulations.

a. **Sur la peau.** — On fait d'abord à sec des frictions douces *avec le plat de la main*, et toujours dans une direction centripète (voy. fig. 1), puis les frictions deviennent plus fortes et peuvent être même pratiquées avec un gant de crin ou une brosse. Elles doivent être poussées jusqu'à ce que la peau prenne une teinte rouge et devienne légèrement tuméfiée.

b. **Sur les muscles.** — La région doit être en ce moment enduite d'un léger badigeonnage à la glycérine. Les manipulations nous sont connues et consistent en :

Pressions centripètes (de la périphérie vers le cœur),
Tapotements,
Pétrissage,

Hachures que l'on doit éviter de pratiquer :

1° Au niveau du pli coude;
2° Sur la face interne du bras.

Il est, en effet, certains endroits du corps où nous avons appris à ne point pratiquer ce dernier mode de manipulations, car ces hachures seraient dangereuses en ces points-là, parce qu'elles risqueraient de traumatiser de gros vaisseaux (artères et veines) qui sont là superficiellement placés.

Les schémas ci-contre sont destinés à rappeler au masseur les points divers sur lesquels il devra éviter de pratiquer des hachures et qui sont :

A la face antérieure du corps (fig. 35) :

1° Les régions du cou;
2° La face interne du bras ;
3° Le pli du coude;
4° Le pli de l'aine;
5° La face antérieure de la cuisse sur une étendue de six centimètres au-dessous du pli de l'aine ;
6° La face interne de la cuisse dans son tiers moyen;
7° La face dorsale du pied.

A la face postérieure (fig. 36) : Le creux du jarret.

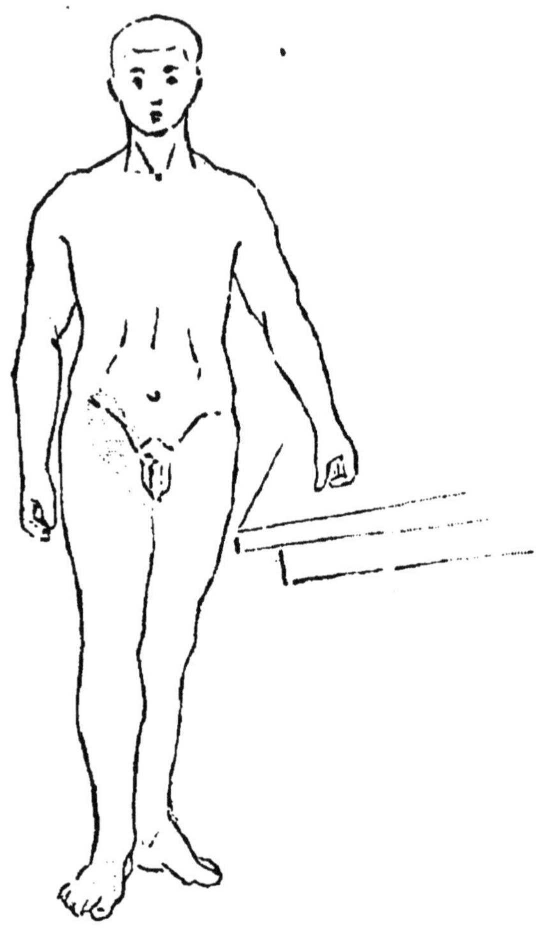

Fig. 35.

c. **Sur les articulations.** — Des mouvements passifs seront imprimés aux articulations :

des doigts,
du poignet,
du coude,
de l'épaule.

Ces mouvements devront être portés à leur maximum.

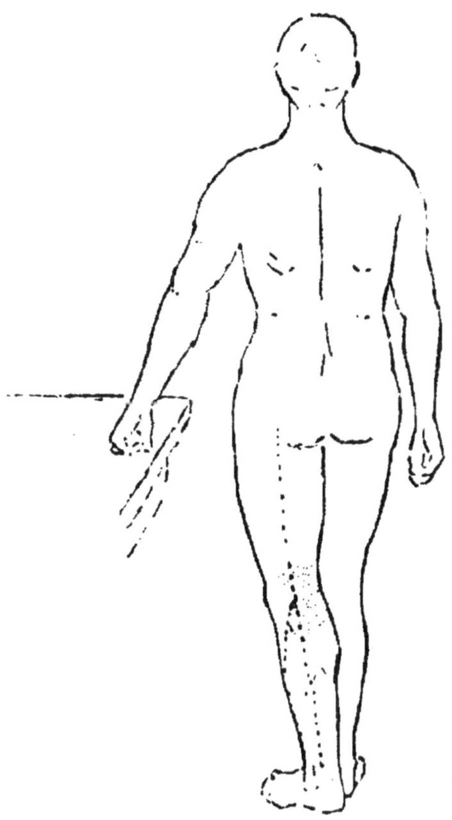

Fig. 36.

Ils devront être exécutés assez rapidement, et devront être renouvelés une dizaine de fois pour chaque articulation.

II. — MASSAGE DES MEMBRES INFÉRIEURS.

Les temps sont identiques à ceux que nous venons de décrire pour les membres supérieurs, c'est-à-dire que l'on opère successivement sur la peau, les muscles, et sur les articulations.

Le malade conserve la position prise au début de la séance tant qu'il s'agira de ne masser que la région antérieure des membres inférieurs (se souvenir ici des points sur lesquels il est interdit de pratiquer des hachures).

Quand sera venu le moment de procéder au massage des muscles de la région postérieure, le malade se couchera sur le ventre. Le masseur évitera de pratiquer de fortes pressions au niveau du creux du jarret.

Pour la pratique des mouvements passifs à appliquer à l'articulation :

Du cou-de-pied,
Du genou,
De la hanche,

Le malade reprend la position première (couché sur le dos).

III. — MASSAGE DU TRONC.

Se pratique :

D'abord sur la face antérieure ;
Puis sur la face postérieure.

Face antérieure. — La face antérieure comprend :

a. La face antérieure du thorax (poitrine) qui s'étend de la base du cou au creux de l'estomac (creux

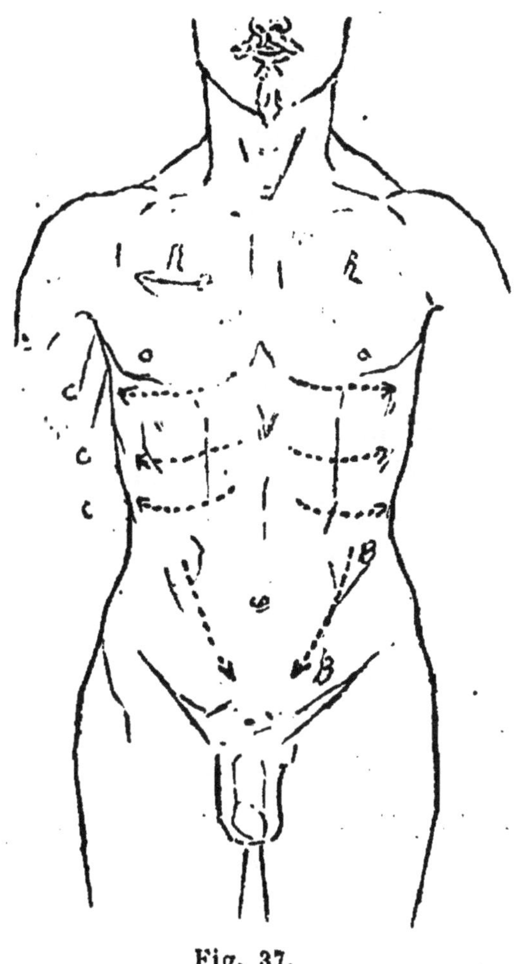

Fig. 37.

épigastrique) et qui latéralement correspond à toute la région des côtes. Le massage consistera ici en pressions méthodiques exercés avec le *plat des pouces* et le *talon de la main* transversalement, de la portion (sternale) médiane sur les côtés *dans le sens des flèches* (c, c, c, fig. 37).

Des pressions plus fortes pourront être pratiquées sur les portions qui s'étendent entre la clavicule et le mamelon (à hauteur des muscles pectoraux [R, R]), lesquels auront tout d'abord été placés dans un état de relâchement, par le rapprochement des bras contre le tronc.

b. La région de l'abdomen. — Le massage de l'abdomen doit se faire avec douceur et consistera seulement en effleurage et pressions méthodiques sans percussion d'aucune sorte.

Ces manipulations seront faites dans le sens de la direction des muscles (BB, fig. 37), ces muscles eux-mêmes seront mis en relâchement par une attitude spéciale du malade (cuisses légèrement fléchies sur le ventre).

Éviter les pressions au niveau du creux épigastrique.

Face postérieure du tronc. — Se reporter à la technique appliquée au lumbago et dont le masseur reproduira point par point le premier temps seulement (effleurage, pressions méthodiques, hachures).

IV. — MASSAGE DU COU.

Le malade est assis sur le bord du lit, les jambes pendantes, la tête en extension légère.

Les manipulations seront pratiquées d'abord sur la région antérieure, puis sur la région postérieure.

a. **Région antérieure.** — La technique reproduira les trois temps décrits dans le traitement du torticolis.

b. **Région postérieure ou nuque.** — Le malade fléchira légèrement la tête de façon à étendre la région de la nuque, sur laquelle le masseur pratiquera l'*effleurage*, suivi de pressions méthodiques (de haut en bas) qui s'étendront de la naissance du cou à celle des épaules.

La région comporte ici, en raison de son épaisse musculature, le traitement complémentaire par le pétrissage, le pincement et les hachures.

La séance sera close par une douche générale (d'une durée de deux minutes), et suivie d'une friction au gant de crin.

HYDROTHÉRAPIE

L'hydrothérapie constitue une façon de traitement des maladies et plus spécialement des maladies chroniques par l'usage exclusif de l'eau froide.

En ce qui nous occupe l'hydrothérapie peut être considérée comme un sérieux adjuvant du massage et c'est à ce titre que le masseur devra apprendre à l'utiliser.

L'usage thérapeutique de l'eau froide se rattache aux trois principaux modes suivants :

1° le bain ;
2° l'affusion ;
3° la douche.

Le bain consiste dans le séjour plus ou moins prolongé du corps ou d'une partie du corps dans l'eau froide. Dans les salles d'hydrothérapie on a recours pour baigner le corps à la piscine.

La *piscine* est un réservoir, un bassin le plus souvent creusé dans le sol. Assez grand pour que le malade puisse s'y agiter, et assez profond pour que l'eau qui l'emplit atteigne par son niveau les épaules d'un homme placé dans la station debout (le séjour d'un malade dans la piscine ne saurait dépasser deux minutes).

L'affusion consiste à verser en masse et seulement de quelques centimètres de hauteur une certaine quantité d'eau sur une région quelconque du corps.

Elle est peu employée dans les salles d'hydrothérapie et on lui substitue, aussi bien qu'au bain de piscine, la douche.

La **douche** diffère de l'affusion en ce que l'eau est versée d'une plus grande hauteur, et atteint par suite les téguments avec une force de projection capable de produire des effets locaux dont la thérapeutique tire profit.

Son application nécessite l'installation d'un réservoir d'eau à une hauteur qui varie entre 6 et 12 mètres ; si le réservoir était placé plus haut qu'à 12 mètres, la colonne d'eau qu'il fournirait serait trop puissante et contusionnerait les tissus.

Ce réservoir alimente tous les appareils destinés à la douche.

Ces appareils sont aussi variés dans leurs formes que dans leurs applications.

Les principaux servent à administrer :

La douche : en colonne;
— en pluie ;
— en cercle;
— à jet mobile.

Les douches locales :

douche lombaire ;
— périnéale ;
— ascendante.

Dans la *douche en colonne*, dite encore à jet vertical (fig. 38), l'eau s'échappe (en colonne) d'un em-

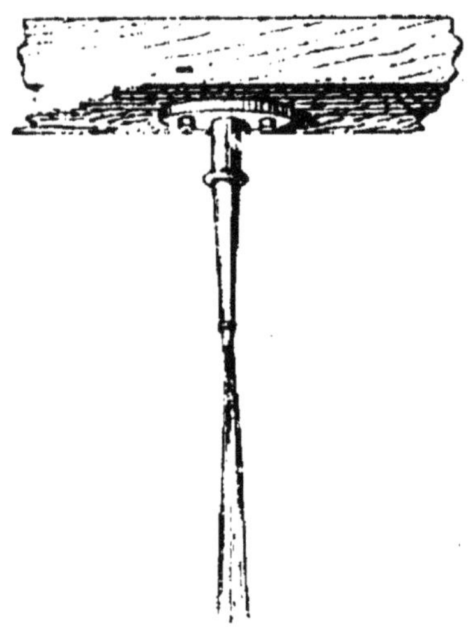

Fig. 38.

bout de tuyau appliqué contre le plafond de la salle et pendant verticalement.

Le calibre de l'embout est en moyenne de 0m,03 de diamètre. Dans ces conditions la colonne d'eau que nous supposons puisée à un réservoir installé à 10 mètres de hauteur est assez puissante pour agir efficacement sur les régions qu'elle atteint, et pour qu'on doive éviter soigneusement de l'appliquer sur la tête des malades.

La douche en colonne est peu utilisée et avantageusement remplacée par la douche à jet mobile.

Lorsque à l'extrémité d'un tuyau installé comme précédemment on visse une large pomme d'arrosoir on transforme la douche en colonne en :

Douche en pluie (voy. fig. 39). — La surface de la pomme doit être plane et non convexe, de façon que l'eau tombe en filets verticaux.

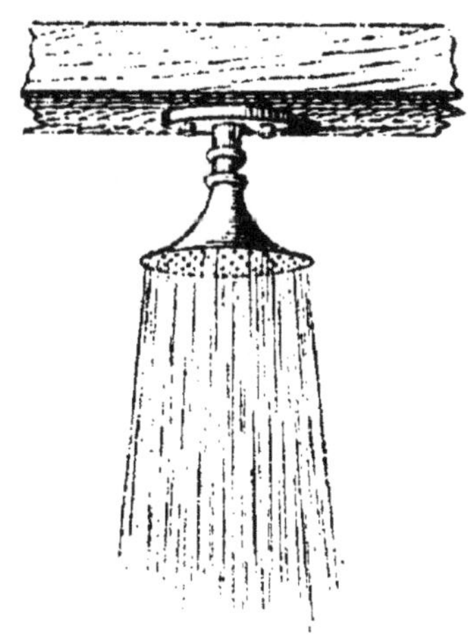

Fig. 39.

Cette variété de douche est surtout employée quand il s'agit d'obtenir une réaction vive et rapide.

Dans un même but on utilise aussi :

La douche en cercle (voy. fig. 40). — Une série de demi-cercles creux superposés et percés de trous sur leur face concave laissent échapper l'eau en jets très fins.

A chacun des cercles est annexé un robinet qui permet de fermer ceux qui correspondent à la région qu'on ne veut point doucher.

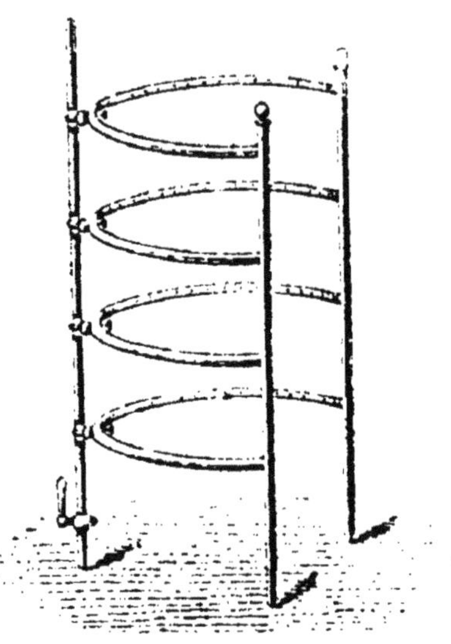

Fig. 40.

Le malade est placé debout au centre de l'appareil.

L'appareil du modèle ci-contre est destiné à l'application de douches locales de divers ordres (fig. 41).

C'est un bain de siège en zinc, fortement échancré sur sa partie antérieure.

Une série de robinets placés sur le côté et en dehors de l'appareil permet de faire fonctionner une fois le malade assis en A :

1° *La douche lombaire* (L). — Le dos du fauteuil est percé à la hauteur des lombes du malade assis, de nombreux trous par lesquels l'eau est projetée en jets fins.

2° *La douche périnéale.* — L'eau s'échappe en jets verticaux de la couronne (P).

3° *La douche ascendante* — Du centre du cercle qui sert de siège, se dégage un embout (R) qui projette en forme de jet une colonne d'eau qui frappe directement

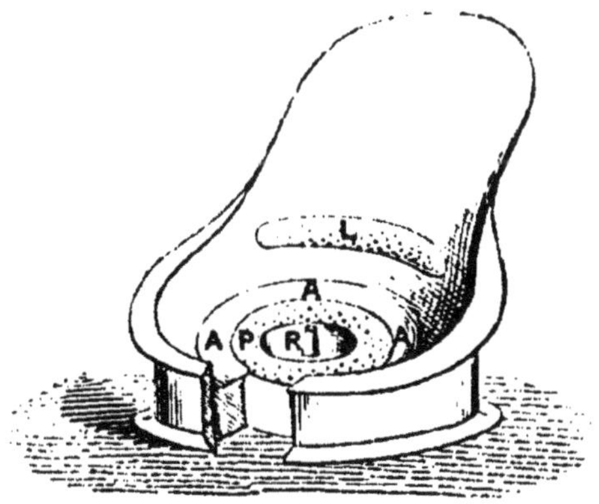

Fig. 41.

l'orifice anal et pénètre, selon la force du jet, plus ou moins haut dans l'intestin rectum.

Mais on peut très utilement substituer à tous ces divers appareils :

La douche à jet mobile. — L'appareil est en tout point analogue à la lance d'arrosage. L'eau du réservoir est amenée dans un long tuyau de caoutchouc pourvu d'un embout de cuivre au travers duquel l'eau s'échappe en une colonne que le doucheur dirige à son gré sur telle ou telle partie du corps.

Pour transformer cette douche en colonne, en douche, en pluie (ou jet brisé), il suffit que le doucheur place l'extrémité de son pouce au-devant de l'ouverture de l'embout, de façon à dévier le jet, à l'étaler et à pouvoir ainsi le faire retomber en pluie sur le malade.

Lorsqu'il s'agit d'appliquer au moyen de cet appareil une douche locale, à un membre ou segment de ce membre, le malade s'abrite derrière un écra den

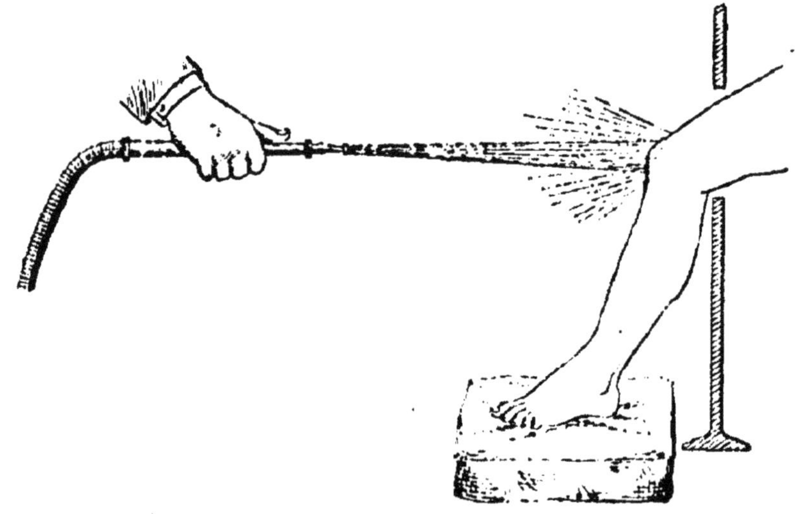

Fig. 42.

bois (fig. 42) percé d'un trou au travers duquel le membre à doucher reste engagé. Cela permet de prolonger la séance beaucoup plus longtemps qu'on ne l'aurait pu faire, si le malade avait dû préalablement subir une douche générale.

TECHNIQUE.

Durée d'une application hydrothérapique.

Il est impossible de fixer cette durée d'une manière absolue.

Elle dépend, en effet, des dispositions morbides et physiologiques des sujets soumis à l'hydrothérapie.

On doit admettre toutefois que :

La douche générale (celle dans laquelle toutes les parties du corps sont atteintes par l'eau) ne doit pas durer plus de deux minutes.

La douche locale, quand elle est appliquée dans des conditions telles que les parties du corps autres que la partie visée ne sont pas atteintes par le jet, peut être donnée pendant cinq minutes.

Si les parties voisines de la région douchée ne peuvent être garanties par un écran (tronc, ventre, etc.), la douche locale consistera alors, après avoir rapidement douché toutes les régions, à diriger plus spécialement le jet sur la partie malade. Dans ce cas, la douche ne devra pas avoir plus de deux minutes de durée.

Le doucheur doit savoir : *Qu'une douche trop courte n'a jamais d'inconvénients; qu'une douche trop longue est toujours dangereuse.*

Température de l'eau.

La meilleure eau pour le traitement hydrothérapique est celle qui présentera une température variant de 4° à 9° (ce qui est surtout facile à obtenir avec de l'eau de source).

Dans tous les cas, pour être efficace, l'eau doit rester à une température inférieure à 14° centigrades.

La chambre dans laquelle le malade se déshabillera sera chauffée entre 20° et 25°.

Le malade sera à jeun ou tout au moins à trois heures de son dernier repas.

Il se présentera à la douche la tête découverte, et ce ne sera qu'exceptionnellement qu'il se coiffera d'un bonnet de toile caoutchoutée destiné à protéger la région.

Pour l'administration de la douche, le baigneur suivra très exactement les indications portées sur la feuille de massage (relatives à la durée et au mode hydrothérapique).

Si aucune indication spéciale ne lui est donnée, il pourra procéder de la façon suivante :

1° Le malade sera soumis pendant quelques secondes à la douche en pluie, qui sera immédiatement suivie d'une douche à jet mobile.

Le baigneur utilisera successivement :

Le *jet plein* : Pour doucher les membres et la face postérieure du tronc.

Le *jet brisé* : Pour atteindre les régions de la tête, du cou, de la poitrine et de l'abdomen.

Durée totale maximum : deux minutes.

2° Friction sèche que le doucheur, après avoir essuyé

le malade, pratiquera à l'aide d'un linge sec ou mieux d'un gant de crin.

Cette phase du traitement est des plus importantes et le baigneur ne cessera les frictions que lorsqu'elles auront amené une rougeur générale de la peau et que le malade accusera une sensation de chaleur.

Il sera prescrit au malade de ne point quitter la salle avant d'avoir pratiqué quelques séries de mouvements actifs. Il devra dans tous les cas, au sortir de la salle d'hydrothérapie, se livrer à la marche et éviter le repos dans l'immobilité du corps.

Le traitement par l'hydrothérapie peut être pratiqué en toute saison. Les effets en sont même plus puissants en hiver. Il y aura lieu seulement dans ce cas de veiller avec le plus grand soin à favoriser la réaction de chaleur qui peut plus facilement manquer. Pour cela il suffira d'insister davantage sur les frictions.

Une seule douche par jour suffit le plus souvent. Dans certaines circonstances toutefois, deux peuvent être nécessaires et devront être alors administrées l'une le matin, l'autre dans l'après-midi quelques heures avant le repas du soir.

DU BAIN CHAUD.

Le bain est dit :

Entier, quand tout le corps est immergé.

Local, quand une partie du corps seulement est mise en contact avec l'eau.

Le bain local change en outre de dénomination selon la partie immergée.

C'est le *pédiluve* (s'il s'agit d'un bain de pied).

Le *maniluve* (s'il s'agit d'un bain de main).

Le *demi-bain* (lorsque le malade est assis dans le récipient d'eau, de telle sorte que la poitrine, les bras et la tête émergent).

Le *bain de siège* lorsque le bassin seulement est plongé dans le bain (le malade n'est qu'assis dans l'eau).

Le bain est dit :

Simple, lorsqu'il est pris dans l'eau douce (eau de pluie, de rivière ou d'étang, etc.).

Médicamenteux, lorsque l'eau du bain est additionnée d'une substance médicamenteuse.

Les bains peuvent être pris :

Froids.
Tièdes.
Chauds.

Les premiers relèvent du traitement hydrothérapique et consistent en bains de rivière ou de piscine.

Les bains tièdes et chauds sont pris dans des baignoires.

Les bains tièdes sont ceux dont l'eau est à une température qui varie entre 25° et 30° centigrades.

Les bains chauds ont une température de 37° à 40°.

La température de l'eau du bain est indiquée par un thermomètre spécial (dit thermomètre de bain, voy. fig. 43), qui doit rester plongé dans l'eau pendant la préparation du bain.

Ce thermomètre ne diffère d'un thermomètre ordinaire que par une construction adaptée à son usage. Il est maintenu à la surface de l'eau par un flotteur en liège (F), sa graduation est faite d'un côté (celui qui est marqué d'un R) en degrés Réaumur dont le baigneur n'aura pas à tenir compte.

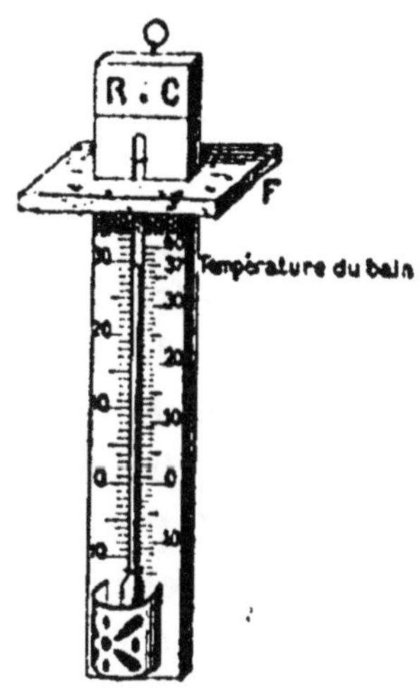

Fig. 43.

Tout au contraire, l'autre côté (surmonté de la lettre C) est gradué en degrés centigrades, et c'est là que le baigneur doit lire la température du bain. Le baigneur reconnaîtra ce degré en tenant compte du niveau supérieur de la colonne de liquide rouge et en lisant sur l'échelle des dègrés centigrades le numéro de la division à laquelle ce niveau correspondra.

En aucun cas la température d'un bain dit chaud ne devra dépasser 40° et le plus souvent elle devra être maintenue à 37°.

TECHNIQUE DE LA PRÉPARATION D'UN BAIN CHAUD.

1° A l'aide d'une éponge et mieux d'une brosse imprégnée de savon noir et trempée dans l'eau chaude, le baigneur procédera à un nettoyage parfait des parois de la baignoire, afin d'en détacher les détritus épidermiques qui pourraient y adhérer et devenir des moyens de contagion.

Un drap propre pourra en outre être étalé dans l'intérieur de la baignoire, de façon à éviter tout contact du corps avec les parois.

2° Les deux robinets sont lâchés de telle sorte que le robinet d'eau chaude coule à plein jet, tandis que celui d'eau froide n'est ouvert qu'à demi.

Quand la baignoire est à moitié remplie, et que le baigneur a opéré le mélange intime de l'eau froide et de l'eau chaude en plongeant la main jusqu'au fond du bain et en agitant l'eau dans tous les sens, le thermomètre est placé à la surface de l'eau, et au bout de quelques minutes, selon que son niveau indique que l'eau du bain est à une température trop élevée ou trop basse, le baigneur ouvre le robinet d'eau froide ou chaude.

La baignoire doit être remplie jusqu'aux deux tiers de sa capacité.

Il est admis que la quantité d'eau nécessaire pour un bain varie entre 250 et 300 litres.

La durée d'un bain ne doit pas être inférieure à vingt minutes et supérieure à trois quarts d'heure.

LES BAINS MÉDICAMENTEUX.

Seront préparés d'après la technique ci-dessous indiquée. Ils ne diffèrent des bains simples dans leur préparation, qu'en ce qu'on y fait dissoudre à un moment donné les principes médicamenteux.

Alors que les bains ordinaires sont préparés dans

des baignoires en zinc, certains bains médicamenteux (ceux qui contiennent des préparations métalliques, sulfureuses, etc.), et qui par ce fait seraient susceptibles d'attaquer les parois des baignoires habituellement en usage, doivent être préparés dans des baignoires en bois ou en fonte émaillée.

On peut préparer dans les baignoires *ordinaires* :

Le **bain alcalin.** Carbonate de soude cristallisé, 500 grammes. Faire dissoudre dans l'eau du bain le sel grossièrement pulvérisé.

Le **bain d'amidon.** Amidon de froment, 500 grammes. Délayer l'amidon dans 5 litres d'eau froide et verser dans l'eau du bain.

Le **bain aromatique.** Espèces aromatiques, 100 grammes. Eau bouillante, 10 kilogrammes.

Faire infuser pendant une heure, passer, exprimer, et ajouter à l'eau du bain.

Le **bain savonneux.** Savon blanc, 500 grammes. A faire dissoudre simplement dans l'eau du bain.

Le **bain de sel.** Sel marin, 500 grammes. Faire dissoudre le sel dans le bain.

Le **bain sinapisé.** Le plus habituellement est prescrit comme bain local (pédiluve et maniluve sinapisés). Farine de moutarde, 100 grammes; eau froide, 250 grammes.

Délayer la poudre dans de l'eau froide, et verser dans l'eau du bain.

Prendre soin de recouvrir le récipient d'un drap plié en plusieurs doubles, de manière à éviter au malade les évaporations irritantes qui se dégagent du bain.

Le **bain de son.** Son de froment (recoupette), 1,000 grammes; eau, 10 kilogrammes.

Faire bouillir pendant un quart d'heure, passer et ajouter à l'eau du bain.

On peut substituer à ce mode de préparation quelque peu compliqué l'artifice suivant : le son est enfermé dans un petit sac de toile que l'on laisse plongé dans l'eau en recommandant au malade de soumettre, pendant la durée du bain, le sac à une série de pressions manuelles.

On devra préparer dans des baignoires *en bois* ou *en fonte émaillée.*

Le **bain de sublimé.** Bichlorure de mercure, 20 grammes; chlorure de sodium, 20 grammes; eau, 200 grammes.

Dissolvez ensemble les deux sels dans l'eau et ajoutez à l'eau du bain.

Dans les hôpitaux militaires, le pharmacien ne doit délivrer cette substance toxique qu'au médecin de garde, qui devra la verser lui-même dans la baignoire.

Le **bain sulfureux.** Polysulfure de potassium solide, 100 grammes.

Dissoudre dans une quantité suffisante d'eau et verser dans l'eau du bain.

Les émanations des bains sulfureux altérant tous

les métaux, il sera recommandé aux malades de n'introduire dans leur cabinet de bain aucun objet capable de subir ces altérations (tels que montre, chaîne, habits à boutons ou galons de métal).

TABLE DES MATIÈRES

2606-92. — Corbeil. Imprimerie Crété

A LA MÊME LIBRAIRIE

Guide pratique d'Électrothérapie, rédigé d'après les travaux et les leçons du Dr ONIMUS, lauréat de l'Institut, par M. BONNEFOY. 3e édition, revue et augmentée d'un chapitre sur l'*électricité statique*, par le Dr DANION. 1 vol. in-18 diamant, avec 119 figures. Cartonné à l'anglaise, tranches rouges........................ 6 fr.

Manuel de l'Infirmière hospitalière, rédigé par la commission médicale d'enseignement de l'Union des femmes de France. 2e édition entièrement refondue, avec 84 fig. dans le texte. 1 vol., cart. toile. .... 5 fr.

Manuel médical d'hydrothérapie, par le Dr BENI-BARDE, médecin de l'établissement hydrothérapique d'Auteuil. 2e édition revue et augmentée. 1 vol. in-18 diamant, avec 22 fig. dans le texte, cart. toile............ 6 fr.

Dictionnaire usuel des Sciences médicales, par MM. A. DECHAMBRE, Mathias DUVAL et L. LEREBOULLET, membres de l'Académie de médecine. 2e édition revue et complétée, accompagnée de notions sur la prophylaxie et sur l'hygiène, d'un choix de formules usuelles et d'un appendice sur la formation des mots usités en médecine. 1 vol. gr. in-8 de 1800 p., avec 450 fig., relié..... 25 fr.

Gymnastique de chambre médicale et hygiénique ou représentation et description des mouvements gymnastiques n'exigeant aucun appareil ni aide, et pouvant s'exécuter en tous temps et en tous lieux, par le Dr SCHREBER. 6e édition traduite sur la 1re édition allemande. 3 fr. 50

Revue d'orthopédie publiée sous la direction de M. le Dr KIRMISSON, chirurgien de l'hôpital des Enfants-Assistés, avec la collaboration de MM. A. VERNEUIL, L. OLLIER, O. LANNELONGUE, A. DUBRÉUIL et A. PONCET, paraissant tous les deux mois.

Paris : 12 fr. — Départements : 14 fr. — Étranger : 15 fr.

2606-92. — CORBEIL. Imprimerie CRÉTÉ.

www.ingramcontent.com/pod-product-compliance
Ingram Content Group UK Ltd.
Pitfield, Milton Keynes, MK11 3LW, UK
UKHW021540260726
13993UKWH00002B/568

9 782019 686154